JN028573

性感染症のみかた，考えかた

性の健康を守るアプローチ

水島大輔 著

国立国際医療研究センター
エイズ治療・研究開発センター治療開発室長

中外医学社

はじめに

　本書は，性感染症の教科書ですが，タイトルの通り，「性の病気」を治すだけでなく「性の健康」を促進することを強調しています．一般的に，「性の病気」の印象は悪く，性感染症になると恥ずかしくて，病院に行っても医者に怒られそう，など，検査にも受診にもたどり着くのはハードルが高いのが現状でしょう．日本では，性に関する事柄は性教育を含めてオープンに語られることはなく，特に若い当事者では，充分な知識がないことが多いと思います．そもそも性感染症になったらどうしたらいいか分からないということもあるかもしれません．

　国内で従来から根強い性に関するネガティブなイメージが，若い当事者が自らを守るために必須な性教育を普及できないことの一因になっており，また，誰かに相談しにくく病院にもかかりにくく診断の遅れにもつながるなど，性感染症の対策を進める障害となっています．一方，世界的には，「性病」だけでなく「性の健康」を重視し，性に関するネガティブなイメージを払拭することが，性感染症の対策を進めるために極めて重要であると考えられており，性感染症を考える上で必須の考え方になっています．

　これは，一部にみられる「性の事柄をオープンにすると性が乱れる，性感染症が増える」という偏見とは真逆の考え方ですが，科学的根拠をもって発展してきたものです．梅毒が若い男女で急増している昨今，性に関する知識の向上は不可欠であり，そのためには「性の健康」の考え方の普及により性に関する正しい情報を当事者に広く伝えていくことが求められています．このように，性感染症の対策は，医師だけでは解決できず，教育，公衆衛生，医療に携わる皆さんに加えて，当事者の方も含めた取り組みが必要となります．

　そのため，本書では対象とする読者を，医師だけでなく，看護師や公衆衛生に従事する保健師，性教育の関係者，性感染症に興味のある当事者など，幅広い方々を対象としています．本書の内容は，現時点の世界の標準診療をベースにしていますが，最先端の知識を知りたい医師向けの「性感染症の未解決課題」，当事者にも役立ちそうな「コラム」も記載しています．幅広い読者を対象とした取り組みではありますが，「性の健康」の普及と性感染症の蔓延阻止にわずかでもお役に立てることを願っています．

2024 年 5 月

水島 大輔

1 性の健康（sexual health）について

2 性感染症について（総論）

5 性感染症の未解決課題

性の健康について

▶性の健康とは

「性の健康（sexual health）」は，従来から根強い性に関するネガティブなイメージを，前向きなものに変えていくために重要な考え方で，性感染症に携わる方にとっては，必須といってよいでしょう．この概念は，1999年の性の健康世界学会の「性の権利宣言」や，2005年に世界保健機関（WHO）が策定したものなどを基礎として発展して，その後，米国の全米アカデミーズを始め世界各国で提唱されています．その基礎となる内容は 表1 に示すように，2005年に性の健康世界学会モントリオール宣言で確認された，8つの項目にわたる人権にかかわる包括的な概念から成り立っています．

本書では，主に，医学的観点の中でも性感染症に関連する 表1 の項目4と6，性に関する情報・検査・治療・予防へのアクセスが保障されなければならない，という観点を中心に取り扱います．8つの項目の詳細は，性の健康医学財団のホームページに抜粋が記載されているので，是非ご参照ください〔性の健康とは何か｜性の健康医学財団 (jfshm.org)〕．本書で伝えたい基本的な考え方を，性感染症対策に関する医学的観点と日本の現状に即して，性の健康の考え方を下記のように要約しました．

表1 性の健康と性の権利宣言の8項目

1	全ての人の「性の権利」を基本的人権の不可欠な部分として保障
2	ジェンダーの平等促進
3	あらゆる性暴力および性的虐待の排除
4	セクシャリティーに関する情報・教育へのアクセスの保障
5	リプロダクティブ・ヘルスからより包括的な「性の健康」へ
6	自発的なHIV・性感染症の検査・治療・予防へのアクセスの保障
7	性の悩み，性機能不全，性障害の存在の認識と取り組み
8	性の喜びは幸福（well-being）の一要素であるという認識の確立

（第17回世界性科学会会議　モントリオール宣言より抜粋）

性の健康について

「性の健康」とは「性病」がない状態だけを指すものではなく，人生の幸福にかかわる性に関する喜び・満足を得るための権利として，これを主体的に自ら守ることが大切である．そのためには全ての人に必要な情報・相談の機会が提供される必要があり，また，自発的に受けられる検査や治療へのアクセスが確保されなければならない．これを促進するには，社会に根付いた性に関するネガティブなイメージを払拭し，性に関するオープンな議論を進めることが不可欠である．性教育が十分に提供されないことは権利の問題として憂慮されるべきである．性教育はジェンダーの平等・相互の尊重を基礎とした性的同意を含めた権利・倫理の教育として進める必要がある．

　性の情報がオープンに議論されず，当事者が性感染症に関する必要な情報を持っていないため性感染症が蔓延している現状を変えるために，性の健康の考え方の普及は不可欠です．性教育や公衆衛生に携わる方にはある程度知られている考え方でも，医療従事者，特に臨床医には，「性病」は症状が出たら治療するものという固定観念が根強く，なじみがない方も多いかもしれません．本章では，前半で，「性の健康」の理念的な観点を紹介し，後半で，近年，米国の性感染症対策において提言された「性の健康」を軸にした具体的戦略の方向性を参照し，国内での展開の可能性も含めて概観します．

▶「性の健康」の考え方：理念的観点から

基本的人権，well-being としての性：項目 1 〜 3，5，7，8

　本書では深く言及しませんが，性の健康の人権的な観点からのポイントは，性にまつわる事柄は権利であり（ **表1** 項目1），幸福（well-being：心も体も社会的にも満たされた状態を指すことが多いですが，本書では幸福とします）であり（項目8），恥ずかしいものとして抑圧していくものではない，という，大げさに言えば，価値観の変化を伴うものです．日本の制度に置き換えてみれば，「健康で文化的な最低限度の生活を営む権利」に性の健康も含まれる，ということです．原則として， **表1** の項目1にある「性の権利」なくして「性の健康」なし，です．

　項目2のジェンダーの平等の促進，項目3のあらゆる性暴力・虐待の排除に関しては，人間の尊厳として当然のことで議論の余地がないことだと思われるかもしれません．しかし，「あらゆる」性暴力には，断れないままうやむや・なし崩し的に行為に至るような同意がない性行為も含まれることが，性の権

JCOPY 498-02152

利・性の健康では極めて重要なポイントです．性の事柄をオープンに話すことがはばかられる社会では，このような性暴力が横行しやすいですが，幸い，近年では国内でも性的同意の考えが重視されつつあるようです．性的同意は，人権的に当然ですが，性感染症対策においても重要で，例えば，コンドームの適切な使用を，と呼び掛けても，パートナーが使ってくれないなどと，問題が解決されないので，根本的なところから変えていく必要があります．このような権利の観点から性の健康の考え方では，当事者の自己決定・主体性が重視されます．主体的になるためには，後述する性の知識・情報を備える必要があるので，項目4の情報へのアクセスが不可欠ですが，知る権利も性の権利の一部であり，性の健康を構成する各項目は互いに密接に連関しています．

　話はそれますが，当事者の自己決定，主体性は，家父長制的・権威主義的な社会においてないがしろにされやすく，性の健康を守るために重要な2つの予防法の日本における承認状況は興味深いです．先進国の中で低用量ピルの承認に極めて時間を要したことは広く知られていますし，HIVの項で後述する世界の標準的予防法である曝露前予防（PrEP）も，本書執筆時点で，先進国で唯一承認されていなかったことは極めて示唆的です．これらに共通しているのは，リスク（ここでは望まぬ妊娠，HIV感染）にさらされる当事者に決定権がない一方，リスクの全くない権威ある非当事者が当事者の要望を軽視してものごとを決定する（あるいはしない），という構造だと思います．もちろん，行政的意思決定に優先順位や人的資源の限界はあるでしょうが，性に関する事柄が軽視されやすいことを示す事例のように思えてなりません．このような状況において，性の健康の考え方は，性感染症に関する事柄の決定に，科学的根拠が前提ですが当事者の参加を促すきっかけになる可能性があります．

　最後に，項目5は，従来の生殖（reproductive health）だけでなく個人の満足も重視した幅広い包括的な取り組みを，項目7は，性機能不全の問題を重視して治療していく取り組みを重視しており，いずれも項目8の性の喜び＝幸福（well-being）へともつながる考え方です．項目8に関しては，「性の健康」が単に疾病がない状態を意味するにとどまらず，性の喜びが人生の幸福の重要要素であるという認識を確立することを呼びかけています．性の事柄に関するネガティブな性のイメージをポジティブなものに転換するために極めて重要なものです．

性に関する情報へのアクセスの重要性：項目4

　性感染症の予防に関して，当事者の主体性に重きを置いていることが，性の

健康の考え方のポイントであることは前述の通りですが，自らの性の健康を守るには自発的な行動も重要になります．なぜなら，多くの性感染症は，特に女性などでは，症状が出ないことが多く，自分の性感染症のリスクは自分しかわからないため，疑いがあれば検査は自発的に受ける必要があります．クラミジア・淋菌や梅毒などはありふれた性感染症ですが，症状が出ない，気づかないため放置されるとそれぞれ不妊や死産等の原因となることがあります．性教育が不十分な環境では，自分を守るためのこのような知識が身につかないのが現状であり，主体的に性の健康を守るためには，正しい情報提供が不可欠です．そのような知識には，高リスク行為とは具体的にどのような行為か，といった情報が含まれていなければなりません．

　性の健康の考え方では，コンドームの適切な使用と不特定多数と性交渉をしない，という safe sex を軽視するものではなく，むしろ，自らを主体的に守る大事な選択肢の一つと考えられます．とはいえ，コンドームの使用を例にとっても，関係性によっては主体的に使用できない場合もあるのが現状です．これ自体が人権にかかわる大きな問題であり，双方の自発的な同意に基づかない性行為は暴行と考えられ，「性的同意」と呼ばれますが，**表1** 1～3項目で提唱される理念に根付いた，この考え方が日本ではまだ普及途上にあるということが，その一因です．

　性教育に関して本書では取り扱いませんが，性にまつわる話題をパターナリズム的な態度で蓋をするのでなく，人間の尊厳の根幹にかかわる人権問題として，医療者だけでなく社会全体で取り組むためにも，性教育，性の健康の概念が重要です．性に関するネガティブなイメージを解消して，オープンな情報提供がすすむことにより，「性が乱れる」のではなく，性感染症の蔓延を止めることにつながると考えられており，日本での普及が期待されます．一部にみられる性教育を阻害する取り組みは，前述の性の権利を阻害することであり，人権侵害である，という認識を持つ必要があります．若い当事者にとってみれば，性の話を聞きたい，聞いておきたかった，という意見が大多数である，というのが現場の一般的な感覚です．当然，医師だけで解決できる問題ではないですが，医師自身が性の健康の考え方になじみがないというのが現状なので，医療従事者に率先して普及していくことが重要でしょう．

性感染症の検査・治療のアクセスの重要性：項目6

　性の知識・情報提供に加えて，検査へのアクセスも保証されなければなりません．症状がないのに検査をすることになじみのない医師も多いかもしれませ

んが（保険診療上やむを得ない場合もあるかもしれません），心配事があれば，自発的に健康チェックをする，という考え方・文化が性感染症では特に必要になります．近年の性感染症の予防・診断における世界の流れとして，特に高リスク者に対しては定期的な検査を推奨する方向にあります．症状から性感染症を診断する技術を向上させるのは大事ですが，これだけでは，氷山の一角を見ているにすぎず，多くの性感染症を見逃してしまいます．

　性感染症の蔓延を食い止めるには，やはり，高リスク行為があった場合には検査を受ける重要性を強調すべきであり，現在，保健所等で行われているHIV・梅毒や淋菌・クラミジアなどの性感染症検査や民間で実施されている郵送検査などの役割が注目されます．日陰の領域にある性感染症に日を当てるのには，医療現場だけでなく，当事者と教育や公衆衛生関係者にも一層スポットライトを当てる必要があるでしょう．

　また，治療に関してのアクセスという点でも，性病になって病院に行くのはハードルが高い，などのイメージからも，性に関するネガティブなイメージの払拭は必須です．さらに，近年，拡充しているオンライン診療なども性感染症領域とは相性が良い場合もあり，敷居の低い保健所や郵送検査などと組み合わせて，診療へのアクセスが改善されれば，公衆衛生学的にも大きなメリットが見込まれます．3章の性感染症の各論で，検査・治療の詳細に関して詳述します．これらへのアクセス改善の具体的な方策案・提言に関しては，4章でふれたいと思います．

性の健康の考え方と医師・医療者の心構え

　ここでは，性の健康の考え方を受けて，性感染症の診療の心構えを述べます．性感染症の診療だけではなく，全ての診療に通じるあたりまえな話ですが，上から目線で自らの価値観を押し付ける態度を避け，説教などしないよう心がけましょう．心を閉ざして医療から遠ざかってしまうことにつながりかねません．性の健康の考え方（表1 項目8）に即すと，セックス自体は基本的欲求であり，悪いことではありません．もちろん，性に関する正しい知識として，性感染症の予防や避妊に関しての情報を伝えなければいけませんが，あくまでも，相手を尊重し，自己決定を支える態度が必要です．性の健康医学財団HPに，看護職などに対する支援のポイントが記載されていますが，パターナリズムな対応をしがちな医師こそ読む価値があるので，一読をお勧めします［性の健康を守る ～支援のポイント | 性の健康医学財団 (jfshm.org)］．

　また，○○すべきではない，などのように，性感染症にかかるリスクに焦点

性の健康（sexual health）について

を当てて話すことは，性に関するネガティブなイメージを助長する可能性があるので，それよりは，どうしたら性の健康を維持できるかというポジティブな伝え方の方が，先々も医療につながり良い結果をもたらすかもしれません．

また，LGBT（レズビアン，ゲイ，バイセクシャル，トランスジェンダー）などの性的指向・自認や性行為の具体的な内容により想起すべき性感染症が異なる場合があり，これらの情報の聞き取りは重要です．性に関してオープンに語れるようになるのが，性の健康の概念では目指すところですが，現時点では，聞かれて抵抗がある方も多いのが現実です．話を聞く場合は，プライベートを保てる場所を確保して，ルーティンとしてニュートラルな態度で臨むのがよいでしょう．例えば，「全員に聞いているのですが」，「診断のために病歴を聞く必要があるのですが」などと前置きし，性的指向については「相手は男性ですか，女性ですか」など，淡々と聞くのがスムーズでしょう．

▶「性の健康」の考え方：米国での議論から見る具体的な方向性

性の健康のパラダイムの採択：米国全米アカデミーズによる提言

上述した「性の健康」の考え方は，WHO や世界各国で重視され，普及を推奨する動きが広まっています．これには，基本的人権を尊重する考えがその根底にはありますが，それだけではなく，性感染症対策に極めて有効なものと考えられていることがあります．米国では，2021 年に，学術的に権威のある全米アカデミーズ（National Academies of Sciences, Engineering, and Medicine）が，『「性の健康」のパラダイムの採用』という副題のついた性感染症の研究報告書（Consensus study report. Sexually Transmitted Infections — Adopting a Sexual Health Paradigm —）を発表し，「性の健康」の考えを取り入れた性感染症の予防・対策の方向性について提言しています[1]．これは，日本に置き換えれば，権威ある日本学術会議が性感染症に関する報告書を作成し，性に関するパラダイム・シフトとオープンな議論を呼びかけているようなものですから，米国の専門家の中でもかなり大きなインパクトがあったものと想像します．この報告を受けて，米国感染症学会の権威ある学会誌である Clinical Infectious Diseases でも「性の健康」に関してかなり詳細に議論しています[2]．下記に全米アカデミーズの報告書（750 ページあります）の大まかな概要を抜粋・要約します．

報告書の背景にある性感染症に関する問題・懸念・方向性

• 性感染症の大部分は無症候性である一方，不妊や死産などの極めて重大な影響をもたらす場合があり，患者数・疾患の規模・影響は甚大で長期にわたる．

- 健康に関する不公正を是正するという「Healthy people 2030」の目標に鑑みて，人種，性的マイノリティーに顕著にみられる構造的な性感染症の偏在と健康サービスへのアクセス制限が懸念される．
- 性の健康および性感染症への対策は，国の公衆衛生の優先事項であり，性感染症対策戦略の再考が必要である．

具体的な提案

- 性感染症診療の担い手は一部の専門家に限定されており，その予算も縮小され医療のインフラストラクチャーは悪化している一方，性感染症は増加傾向にあり，担い手の偏在を解決する必要がある．
- 性感染症の担い手を従来の限定された専門家からより幅広い臨床医や関係者に広げていく．従来の性感染症の担い手である専門家は，これらの新たな担い手をサポートし，ヘルスケア・システム全般にわたり性感染症と性の健康促進のサービスの提供を促進，ガイドする新たな役割を担う．
- 幅広い医療者，関係者の参入により性感染症と性の健康促進のサービスを幅広く提供するためには，従来の，性感染症は専門家が担うべき，という考え方から脱却しなければならない．
- 代わりに，全体論的な視点を採択して，性の健康も，包括的な健康，幸福（well-being）に含まれるものとして，総合的なヘルスケア，健康促進のルーティンの一環として取り組まれるべきである．
- 具体的な担い手として，50歳未満の8割，青年の9割超が過去1年間に医療機関を受診していることから，プライマリーケアの現場が理想的な状況と考えられ重要な役割を占める．これらの generalist が，通常医療に，下記の性の健康促進のサービスを組み入れることで，目的を達成することができる．

> 性に関するルーティンの問診，性感染症スクリーニング検査〔opt-in より opt-out を推奨 (p.52 参照)〕，ワクチン接種 (ヒトパピローマウイルス，B型肝炎ウイルスなど)，高リスク者へのエビデンスに基づいた性感染症予防のカウンセリング，性感染症の治療など

- 医師だけでなく，プライマリーケアを担う看護師，薬剤師などを始めとする医療関係者が，上述の多くのサービスの提供をすることが可能であり，その役割

性の健康について

は重要である.

- これらの新たに拡大される担い手に対する, サービス提供のための能力・権限付与や支援が必要である.
- 従来の性感染症の担い手の感染症の専門家は, 地域のリーダーとして, 上述の新たな担い手へのトレーニング, コンサルタント, サポートおよび性の健康のパラダイムの政策決定および実践に関しての役割を担う理想的な立場にある.

　以上の米国における医療体制の変革を促す提言では, 「性の健康」の考え方に則り, 限定的な専門家で実践されていた性感染症診療を専門家からプライマリーケア領域の通常診療に組み入れ, 担い手としても, 看護師, 薬剤師などを含めた幅広い職種へと広げる方向性を指示しています. 米国と日本医療体制が異なるので, 全てが参考になるわけではありませんが, かなりの地殻変動が性感染症領域で起きていることは, 理解できると思います. 次に, この議論を踏まえて, 国内での「性の健康」普及の可能性について概観します.

国内の現状を踏まえた「性の健康」サービスの担い手

　まず, 海外と日本の性感染症診療に関する違いに着目すると, 性感染症サービスの提供体制に関して, 米国をはじめとした先進国では性感染症の検査・治療は公衆衛生学的観点から無料で実施していることが多い一方, 日本では地域によっては保健所などでのスクリーニング検査は無料で実施されているものの, その規模は限定されています. また, 国内では性感染症治療の担い手は基本的にクリニック・病院の婦人科・泌尿器科・皮膚科などが担ってきた歴史がありますが, 最近では, 都市部で自費診療の性感染症クリニックが増加し, 性感染症診療において存在感を示しており, 様々な診療科の医師が参入しています. 診療に関しては, 自費診療という金銭的な問題は存在しますが, 性感染症サービスは都市部に限れば, 報告書にある米国の性感染症サービスのインフラストラクチャーの悪化と比較して, 逆に充実化しているかもしれません. とはいえ, 地方と都心部でのサービスへのアクセスのギャップ, 不公正が拡大している可能性があり懸念されます.

　プライマリーケアの通常診療に性の健康サービスを組み入れる提言は, かかりつけ医・総合診療医などのシステムが海外ほど整備されているわけではない日本でそのまま適応できるわけではありませんが, 公正なアクセスの提供という点では, 国内においても重要です. 近年, プライマリーケア医, 家庭医, 総合診療医は国内でも存在感を増しており, セルフケアの考え方に理解があるこ

JCOPY 498-02152

とからも，セルフケアと近接する概念である性の健康のサービスの重要な担い手になる可能性があります．

　提言では，新たな担い手へのトレーニングの必要性に触れているのですが，医療教育における性感染症は軽視されているのが日本の現状です．致死的ではないと考えられ軽視されている性感染症は医学部でも優先的な教育対象にはなりにくいですが，ヘテロセクシャル女性での梅毒の急増と先天梅毒が問題となる現状では，common disease に近い位置づけになり，かつ致死的でもあり得る性感染症に対する小手先ではない対策が求められます．若い世代からの医学教育で，「性の健康」の考え方へのパラダイム・シフトも含めた教育が必要です．

　また，日本の医療・予防の大きな特色として保健所の存在があります．診療所がその役割を担う主体となる海外の「ヘルスセンター」と異なり，医療と予防が明確に分離した日本の保健所は，公衆衛生に特化したサービスを包括的に担い，ネットワークも充実しています．医療と予防の分離を欠点と捉えることもありますが，予防・保健サービスを一手に引き受け，健康増進，予防，セルフケアを専門とし，HIV を始めとした性感染症のスクリーニング検査事業を実施しており，「性の健康」の実践の極めて重要な担い手となり得ます．提言では，性の健康サービスの医師以外の担い手の拡充を上げていますが，保健所で活躍する保健師は，医師よりも当事者に近く，情報発信も相談も受けやすい立場にあります．現在の逼迫する保健所への資源配分・機能強化を行い「性の健康」のパラダイムの発信拠点として活躍できれば，性感染症対策が大きく前進するでしょう．

　以上の「性の健康」の議論・考え方を念頭に置いて，次の 2〜3 章で性感染症の総論・各論を論じた後，これらの内容を総合的に発展させ，4 章「性の健康の増進に向けて具体的に何ができるか」で，性の健康の普及と性感染症対策への具体的な提言を行います．

■参考文献
1） National Academies of Sciences, Engineering, and Medicine. Sexually transmitted infections: adopting a sexual health paradigm. Washington D.C: National Academies Press; 2021.
2） Clin Infect Dis. 2021 Nov 2; 73（9）: 1711-1716.

性感染症について（総論）

性感染症診療の経験のない医師には苦手意識があるかもしれませんが，性感染症の原因となる主要な病原体は限られており，慣れてしまえば，症状があって来院している患者さんの診断・治療は難しくありません．性感染症蔓延の阻止という観点からは，咽頭・直腸のクラミジア・淋菌感染や HIV 感染のように，多くの性感染症が実際は無症状であり，これをどう診断・治療につなげるのか，という視点が重要です．そのため，リスク行為のある当事者が自発的に検査を受ける必要があり，そのためには，性に関するポジティブな考え方を進め，知識の普及をすすめ，性感染症検査・治療へのアクセスを改善する必要がある，というのが性の健康の考え方でした．

もちろん，性感染症でも，梅毒などは極めて多彩な症状を呈しますし，風邪・インフルエンザ様症状に HIV 感染が紛れている場合もあり，そのような病原体の詳細は各論で述べます．本書では，対象とする病原体として，最も多い性感染症や見逃してはいけない性感染症として，クラミジア，淋菌，マイコプラズマ・ジェニタリウム，トリコモナス，梅毒，HPV，HIV と，厳密には性感染症とはいえませんが頻度の多い細菌性膣症・カンジダ膣炎・亀頭包皮炎などを取り上げます．

▶頻度の多い性感染症の特徴，検査法による簡単な分類

頻度が多く遭遇しやすい性感染症は淋菌，クラミジア，マイコプラズマ・ジェニタリウム，トリコモナスです（ 表2 参照）．これらが有症状の場合は尿道，生殖器からの膿，違和感，疼痛などの局所症状が出るのが典型的です．例外として播種性淋菌症が話題になりますが，全感染数からすると極めて稀でしょう．淋菌，クラミジア，マイコプラズマ・ジェニタリウムの尿道・生殖器の症状は，男性の方が出やすく，女性ではマイルドか気づかない場合もあります．淋菌の症状は特に強い傾向があり，男性では激しい排尿時痛，膿でパンツが汚れる，などが典型的です．これら３つの病原体は咽頭・直腸も感染部位ですが，この場合は症状が出ないことが多いです．一方，トリコモナスは女性

表2　遭遇しやすい主な性感染症の特徴

	淋菌	クラミジア	マイコプラズマ・ジェニタリウム	トリコモナス	梅毒
感染部位	尿道・生殖器・咽頭・直腸などの粘膜	淋菌と同じ（咽頭は少ない）	淋菌と同じ（咽頭は少ない）	膣	①尿道・生殖器・咽頭・直腸などの粘膜や皮膚 ②局所から全身へ
具体的な症状	膿・排尿時痛・違和感・おりものの変化（咽頭・直腸は症状が出にくい）	淋菌と同じ	淋菌と同じ	かゆみ・灼熱感・おりものの変化	①局所の潰瘍 ②全身の皮疹＋時に多彩な症状
症状の強さと性差	強い 男＞＞女	比較的マイルド 男＞女	比較的マイルド 男＞女	強い 女＞＞＞男	男女差なし
診断	核酸増幅検査 顕微鏡検査	核酸増幅検査	核酸増幅検査	核酸増幅検査 顕微鏡検査	血液検査（抗体検査）
病原体	細菌	細菌（細胞内寄生）	細菌（細胞内寄生）	原虫	細菌

性感染症について（総論）

で膣のかゆみ・灼熱感を訴える場合が多く，逆に，男性では無症状なのが一般的です．これらの病原体の診断は，局所のPCR法などの核酸増幅検査で診断されますが，淋菌，トリコモナスに関しては，顕微鏡検査が有用な場合もあります．

　近年，急増している梅毒は，多彩な症状で，感染初期は局所感染，時間がたつと全身感染に発展します．梅毒の検査は血液検査で梅毒に対する抗体を測定して診断するので，感染して抗体が体内にできるまで1か月単位で時間がかかります．そのため，局所に病変ができる初期の感染では実際に感染していても検査が陰性になる場合（偽陰性）があります．初期感染は痛みがない場合が多く，口腔，膣，肛門内に病変がある場合は気づかないことがありますが，この時期が最も感染力が強いため感染源となる可能性があります．

▶誰にどうアプローチするか

　性の健康についての章で，医療者の心構えを記載しましたが，具体的な問診内容については，5Pと言われる　表3　の問診内容を聞くことが推奨されています．性感染症の問診用にこれに基づいた具体的な問診表を作成しておくと便

表2 5P による性感染症の問診

1	Partners	相手の数，同性・異性，特定・不特定など
2	Practice	行為の内容（オーラルセックス，膣・肛門性交など）
3	Prevention of Pregnancy	避妊方法
4	Protection from STDs	コンドームの適切な使用など
5	Past history of STDs	性感染症の既往歴

利です．

　とはいえ，多忙なプライマリーケアの現場では，性感染症を想起しない症状で来院した方にどこまで性に関する問診を実施するのか，迷うかもしれません．そのような状況でも，昨今の感染状況を鑑みると梅毒は鑑別には上げるべきで，その場合，簡単に，性行為に関して心配事があるか，聞いてみることから始めてみてもよいでしょう．抱えていた心配事を患者から話し出すきっかけになるかもしれません．

　問題は，リスクとなる性行為のイメージが当事者によって異なることがしばしばあり，オーラルセックスはリスク行為ではない，などの誤った理解があることで，性の健康の考え，性に関する知識の普及が重要です．不特定多数とのコンドームを使用しない性行為が高リスク行為に該当します．特に，金銭を介した性行為，最近では SNS での出会いなどは，知識がないまま高リスク行為に突入しがちで，問診だけでなく情報提供も重要です．

　また，男性とアナルセックスをする男性が HIV・梅毒などの高リスク集団である疫学的事実はプライマリーケアの現場でも有用です．性的指向・自認を含んだ表現である LGBT と重なりますが，この集団は疫学的に MSM（men who have sex with men）と表現されることが多く，本書でも以後 MSM と記載します．MSM がインフルエンザ様の症状で来院した際に，急性 HIV 感染である場合もあり，この診断の機会を逃すと，以後，長い無症候期に入り，自発的検査以外による HIV 診断が困難になるため，5P の 1 の問診は重要です．さらに，高リスク集団では，複数の性感染症に罹患している場合も多く，例えば，梅毒を疑う・診断したら，MSM では HIV 検査も考慮することが，患者の予後改善だけでなく感染流行阻止につながります．また，性の健康の考え方にもとづいた MSM も含めたフレンドリーな診療・情報提供ができれば，将来的にも当事者が検査・医療に継続的につながることが期待されます．

▶ 症状から見る性感染症の考え方

　無症状または症状が軽微な性感染症はかなり多く，有症状者の症状をもとに した診断力の向上は重要ですが，公衆衛生学的な観点からは，あくまで氷山の 一角を見ているにすぎません．非特異的・非典型的な症状もあることから，身 体所見を重視した診断学にとらわれず，簡単な問診から性感染症の検査への ハードルを下げていく姿勢が重要です．これを踏まえたうえで，各症状からの 診断へのアプローチを見ていきましょう．

尿道炎

　尿道炎症状を診たら，性感染症を疑い検査することを迷うことはないでしょ う．この場合，淋菌，クラミジア，マイコプラズマ・ジェニタリウムが鑑別と なります．膀胱炎の診断で採取する中間尿と異なり，尿道炎の診断では初尿を 採取します．理想は，3 つの病原体を 1 度に検査できればいいのですが，保険 医療上の制限や費用などから，全てできない場合もあり，現時点では，淋菌， クラミジアの PCR 検査をまずは実施するのが一般的かもしれません．

　非淋菌性尿道炎（NGU：non gonococcal urethritis）と淋菌性尿道炎を区 別することが多く，　表2　に記載した通り，特に男性では，淋菌とそれ以外の 病原体は症状の強さからある程度，予想可能です．PCR 検査は結果判明まで 数日かかりますが，グラム染色で淋菌の診断は可能ですので，可能な場合は， その結果を見て治療を選択します．淋菌がいれば，淋菌治療に加えてクラミジ アへの経験的治療を同時に実施し，淋菌がいなければ，患者と相談し希望があ れば結果を待たず，クラミジアへの経験的治療を実施します．これにより，本 書では割愛している，尿道炎で時々問題となるその他の病原菌（オーラルセッ クスによる口腔内常在菌，アナルセックスによる腸内細菌など）も多くは治療 可能です．その場合，治療効果は症状の消失で判定します．

　最近の性感染症における深刻な問題は，NGU としてアジスロマイシンなど の抗菌薬への薬剤耐性マイコプラズマ・ジェニタリウム感染例が出現している ことです．国内では，クラミジア治療はアジスロマイシン 1g 経口単回投与が 主流でしたが，そもそも，アジスロマイシン 1g 単回投与ではマイコプラズ マ・ジェニタリウム治療には不十分で薬剤耐性を誘発している可能性がありま す．加えて，アジスロマイシンのクラミジア直腸感染の治療失敗例が多いこと から（4, 5 人に一人は失敗します），クラミジア治療への第一選択薬剤として ビブラマイシンが使用されるのが世界的な流れです．ただ，ビブラマイシンの

マイコプラズマ・ジェニタリウム治療に対する成功率も低く，NGU にビブラマイシンで治療が奏効しなければ，マイコプラズマ・ジェニタリウムの検査をするというアプローチになるでしょう．これらに関しては各病原体の章で詳述します．いずれにしても，尿道炎症状では，淋菌・クラミジアに加えてマイコプラズマ・ジェニタリウムの診断の重要性が増してきています．

子宮頸管炎，おりものの量・性状の変化

淋菌，クラミジア，マイコプラズマ・ジェニタリウムが主な鑑別疾患に挙がりますが，症状が出ないのが大部分なので（クラミジアの9割弱が[1]，症状強めの淋菌でも7割が無症状[2]との報告があります），当事者の自発的な検査が必要になります．子宮頸管炎としての症状が出る場合も，膣や尿道の症状と紛らわしい非特異的なものになりますが，症状が出た場合は，性感染症としてアプローチするのに困難はないでしょう．子宮頸部のぬぐい検体と尿検体では，尿検体の方が採取が簡易で最近の PCR 検査では感度も高いので，尿検査も現実的な選択肢です．また，おりものの量・色・匂いなどの変化などが気になる場合は，グラム染色による検査で，カンジダ膣炎・細菌性膣症・淋菌・トリコモナス膣炎などの診断が即日で可能な場合もあり，特に前3者に関しては有用性が高いでしょう．トリコモナス膣炎を疑う症状には，陰部の強いかゆみ，緑色・黄色の泡状のおりものなどが挙げられますが，かゆみが強い場合には積極的に疑うべきです．上述のように顕微鏡の検査は可能ですが，検査技師の経験により感度が著しく低下するので，一般的には PCR 検査の方が確実です．

咽頭炎

性風俗に行った後に咽頭炎の症状が出て，性感染症クリニックに来る方を散見しますが，この場合，鑑別になり得るのは淋菌で，クラミジア，マイコプラズマ・ジェニタリウムもありますが，頻度は淋菌より低いです．咽頭の上皮細胞へのこれらの病原体の親和性が関係しているのかもしれません．とはいえ，これら3病原体の咽頭感染でも，無症状が圧倒的に多く，検査で偶然に診断される場合はありますが，症状の原因としては，濃密な接触によるウイルス感染などの咽頭炎の可能性の方が高いでしょう．とはいえ，これらの無症候性の性感染症が淋菌などの感染源となっていると考えられ，公衆衛生学的にも極めて重要です．国内でのデータからは，採取検体は咽頭ぬぐい検体でもうがい液でも，それほど感度に影響はないでしょう．

一方，咽頭症状の鑑別として，梅毒による有痛性の口腔咽頭病変は，高リス

JCOPY 498-02152

ク者では特に想起すべき疾患です．一般的に，梅毒は無痛性の一期疹が知られていますが，二期梅毒の咽頭病変は違和感・有痛性の粘膜の紅斑・白色の粘膜斑など有症状を呈します．

直腸炎

　基本的に無症状で，高リスク者が自発的に検査して診断されることが大半です．受けのアナルセックスをする MSM における淋菌・クラミジアの最多の感染部位として必須の検査項目です．性的活動性のある MSM では最低，年に1回，HIV の曝露前予防（各論 HIV を参照）を行っている MSM では3か月に1度の検査が推奨されています．直腸痛・肛門痛などで鑑別に挙がるのは，ヘルペスや梅毒，エムポックスなどで，クラミジアの血清型 L 型である LGV（lymphogranuloma venereum）は，現時点の日本では極めて稀でしょう．MSM では，症状の有無によらず淋菌・クラミジアが検出されることが多いです．淋菌では膿が出る場合もありますが，淋菌・クラミジアともにその症状は，診断された後に，「そういわれてみると違和感がある気がする」という程度で，多くは無症状です．一方，女性でも直腸感染は稀ではありません．アナルセックスの有無にかかわらず，直腸検体から検出され，auto inoculation つまり，尿道・膣から肛門・直腸への自家感染が示唆されています．

　診断された病原体の治療後にも症状が続く場合や，急激な発症の肛門・直腸痛で出血や膿を排出している場合は，肛門周囲膿瘍や肛門癌などの緊急疾患も鑑別に挙がり専門家へのコンサルトが必要な場合があるので注意が必要です．

　直腸ぬぐい検体は，咽頭用のスワブを3〜5cm ほど肛門に挿入して腸壁にこすりつけるように10秒ほどゆっくりと回して採取します（p.110参照）．医師が採取しても，患者が採取しても感度には影響はありません．

皮疹

　まずは，水疱や潰瘍などを伴う口唇や陰部の疼痛ではヘルペス感染（HSV-1および2）を疑います．初回感染後は神経節に潜伏し，周期的に出現し，症状を引き起こすことがありますが，初回以降は必ずしも性行為で感染して発症するわけではないので，本書では割愛します．近年では，MSM を中心に流行しているエムポックスが，同様の症状で鑑別に挙がります．陰部，口腔などの局所の潰瘍化する皮疹に加えて播種性にも分布する皮疹によってある程度，区別可能ですが，感染初期では判別困難な場合もあります．再感染やワクチン接種後の感染例が海外で報告され始めているので，今後，先進国に性感染症として

定着する可能性もあり，その疫学情報が注目されます．

　それ以外の皮疹では，梅毒が鑑別に挙がります．手掌・足底などの皮疹が典型的で，左右対称性に広がるのが特徴的ですが，どのような皮疹でも起こり得るので，梅毒の検査は閾値を下げて実施するとよいでしょう．

全身症状

　発熱などインフルエンザ様症状に関しては，前述の通り MSM では HIV 感染を想起すべきで，その際は 5P の **1** の問診が検査前確率に影響するので極めて重要です．急性 HIV 感染に発熱・頭痛・リンパ節腫脹・咽頭痛・筋肉痛・皮疹などの典型的な症状や LDH の増加を始めとした特徴的な臨床像はありますが，軽度の感冒から激しい無菌性髄膜炎までグラデーションがあるので，症状で HIV を疑うのは困難です．一方，多くの性感染症は無症状と書きましたが，HIV の急性感染時には 9 割以上で症状が出現しており[3]，この機会を見逃さないように，当事者は知識を持って検査をし，医療者も適切に HIV を想起し診断できるのが理想です．

　発熱などの非特異的な症状では，二期梅毒も鑑別に挙がります．梅毒に関しては，不明熱，肝酵素の増加，脱毛，視神経・聴神経なども含む脳神経異常などをきっかけとして診断されるなど極めて多彩です．このような非典型的なケースは稀ですが，MSM だけでなくヘテロセクシャルな男女でも梅毒の感染者数は急増しており，非典型症例に遭遇する可能性は高まっています．梅毒の検査は血液検査で極めて簡単なので，よくわからない症状では梅毒を疑ってみることを，頭の片隅に入れておくとよいでしょう．

■参考文献
1）Sex Transm Dis. 2011 Jun; 38（6）: 503-509.
2）Lancet. 1977 Jun 4; 1（8023）: 1182-1185.
3）N Engl J Med. 2016 Jun 2; 374（22）: 2120-2130.

1 淋菌

> **合併症のない淋菌感染への第一選択治療薬**
>
> セフトリアキソン 1g 静脈注射単回投与[1-2]

　淋菌（*Neisseria gonorrhoeae*）感染症（いわゆる淋病）はクラミジアに次いで多い性感染症です．男性の尿道炎では，膿や排尿時の疼痛など強い症状が出ることが多いため，診断がつきやすいですが，症状が少ない・出にくい咽頭感染が男女ともに多く，感染源と推測されています．後述するクラミジアおよびマイコプラズマ・ジェニタリウムでは咽頭感染は少ないのに対し，淋菌の咽頭感染はかなり多く公衆衛生学的にも重要です．淋菌の感染経路は，性器の挿入行為のみならず，挿入未満の口を介した性行為いわゆるオーラルセックス（口→口，口→性器・肛門直腸，性器・肛門直腸→口）も，感染のリスク行為であることを，当事者に情報提供する必要があります．症状が出やすい男性の泌尿器症状は診断につながりやすい一方，無症状の女性では，放置すると不妊や骨盤内炎症性疾患の原因となるので要注意です．淋菌の性行為による感染率は30〜60％と高めです．有症状の場合は，感染から2〜5日程度で症状が出るのが一般的ですが，より長い経過もあり得ます．播種性淋菌感染症などの稀な重症例に関しては，本項では扱いませんが，無症状感染からいきなり播種性感染を発症することが多く，早期発見・治療は重要です．

▶症状

男性の場合

　男性の尿道炎では，かなり強い症状が出ることが一般的であり，パンツが汚れるくらいのしたたる膿，尿道の違和感・灼熱感や強い排尿時痛がよく知られた症状です．これらを放置すると精巣上体炎（片側の睾丸の痛み・腫脹などが典型的症状）などに進展する可能性がありますが，淋菌性尿道炎の症状は強く早期に治療につながることが多いせいか，クラミジアよりもその頻度は低いこ

表4 淋菌無症候性感染の実態

男性			
感染部位	尿道	咽頭	直腸
無症状者の割合	20~60%程度	基本的に無症状	基本的に無症状

女性			
感染部位	尿道・生殖器	咽頭	直腸
無症状者の割合	70%程度	基本的に無症状	基本的に無症状

とが知られています.

女性の場合

　子宮頸管炎, 尿道炎ともに比較的症状はマイルドで, 膿性帯下 (おりものの性状・量・においの変化) から, 排尿時痛, 尿道違和感などがありますが, 無症状の場合も多いです (70%程度が無症状と言われます). 無症候性者の実態は 表4 を参照ください. これらを放置すると, 子宮頸管炎から子宮, 腹腔内へと感染が波及する骨盤内炎症性疾患へつながり, 不妊の原因となります. 骨盤内炎症性疾患は, 下腹痛±発熱などがみられ, さらに進むと肝臓表面に感染が波及し, 右季肋部痛として自覚されることもある肝周囲炎 (Fitz-Hugh-Curtis 症候群) に及ぶ場合もあります.

男女共通

　咽頭感染は基本的に無症状です. 風俗などに行った後に, 咽頭痛・咳の症状が出て, 性感染症を心配される方が多いですが, その多くは密な接触による非特異的な感冒等のウイルス感染だと思われます. とはいえ, 咽頭痛, 痰, 頸部リンパ節腫脹などの症状が出る場合も稀にあります. 直腸感染は特に MSM では極めて重要な感染部位ですが, 女性でも感染率は高いです. 女性の直腸感染の感染経路に関しては諸説ありますが, 女性では解剖学的に近接しているため生殖器・尿道感染からの自家感染 (auto inoculation) が多いようです. ほとんど無症状ですが, 肛門・直腸の痛み, 違和感, かゆみ, 膿が出るなどが時折認められます. 特に, MSM で重要ですが, 淋菌, クラミジア, マイコプラズマ・ジェニタリウムの直腸感染があると HIV 感染のリスクが高まります. これは, 直腸感染と性的活動性の高さが関連していることに加え, 無症状でも感染があると炎症が起こり, HIV 感染の標的となる免疫細胞が直腸に遊走しているのが主な理由です.

JCOPY 498-02152

▶診断

　診断は感染部位から採取した検体の核酸増幅法（PCR法など）です．咽頭，尿・子宮頸管，MSMでは直腸などの感染の可能性がある部位を検査しないと，理屈上除外はできないのが，淋菌，クラミジア，マイコプラズマ・ジェニタリウムに共通する問題点です．この解決案に関してご興味のある方は「性感染症の未解決課題1」をご参照ください．核酸増幅法以外の検査法では，グラム染色による顕微鏡検査が男性の尿道炎における尿検体では有用で，白血球に貪食されるグラム陰性双球菌が観察されます．ただし，感染部位として多い咽頭のぬぐい検体・うがい液や，直腸，子宮頸部ぬぐい検体の場合，定着している非病原性の *Neisseria* 属菌と区別できず特異度が下がり，女性の尿では感度も低下するため，診断には有用ではありません．また，淋菌・クラミジアの共感染は多く，両病原体の核酸増幅法を同時に実施することが重要です．

▶治療

　淋菌は薬剤耐性菌が世界的な問題で，内服薬が第一選択薬として使用できない状況であり，第一選択薬剤はセフトリアキソン1gの単回静脈注射です．クラミジアの共感染が否定できない場合は，ドキシサイクリン100mg1日2回1週間をセフトリアキソンと併用することが推奨されています．クラミジア感染が否定された単独の淋菌感染症への治療はセフトリアキソン単剤で十分で，淋菌治療に対する併用療法の追加的利益に関する質の高いエビデンスはありません．セフトリアキソン1g単回静脈注射は日本で従来独自に使用されてきた方法であり，高い治療効果が示されています（ 表5 参照）

　幸い，同薬剤の耐性菌は一般臨床で遭遇する可能性は低く，治療に難渋することは少ないですが（再感染と治療失敗例の判別はしばしば困難です），明らかな治療失敗例では専門家へ相談すべきです．治療失敗例や同薬剤へのアレルギー例などに代替薬として使用されるゲンタマイシンまたはスペクチノマイシンとアジスロマイシンの併用療法に関しては，咽頭感染に関するエビデンスは限られています．特に，スペクチノマイシンは咽頭への薬剤移行性が低いため，咽頭感染で使用できません．第一選択薬が使用できない場合は，専門家に相談すべきです．

　治療効果判定の核酸増幅検査は，症状が改善していれば不要とされていますが，咽頭感染に関しては，米国などでは治療効果判定検査を推奨しています．これは，一般的に咽頭淋菌感染が他の部位と比較して，治療効果が低いと考え

表5 セフトリアキソン 1g 単回静脈注射の淋菌に対する感染部位別の治療効果

尿道炎			
	セフトリアキソン 1g 単回静脈注射	－	－
国内 男性[1]	98.5%	－	－

咽頭感染			
	セフトリアキソン 1g 単回静脈注射	セフトリアキソン 1g 単回静脈注射 ＋ ドキシサイクリン 200mg 7 日間	P 値
国内 MSM[2]	97.8%	96.1%	P＝0.61

直腸感染			
	セフトリアキソン 1g 単回静脈注射	セフトリアキソン 1g 単回静脈注射 ＋ ドキシサイクリン 200mg 7 日間	P 値
国内 MSM[2]	98.6%	95.1%	P＝0.34

られているためですが，国内の第一選択薬であるセフトリアキソン 1g の高用量での治療に関していえば，直腸感染との比較では治療効果が明らかに劣るということはないようです[2]．検査は治療後 7〜14 日後が目安ですが，核酸増幅検査は感度が高いので，7 日後では偽陽性となる場合があるので，14 日後前後が目安となるでしょう．他の感染部位で治療効果判定を実施する場合も同様の検査日程が目安となりますが，直腸感染に関しては偽陽性が出やすいため，治療後 4 週間程度の長めの間隔で検査を実施することが望ましいでしょう．

▶薬剤耐性

　セフトリアキソンへの高度薬剤耐性菌〔最小阻止濃度（MIC）2〜4 mcg/mL〕は，国内の女性の咽頭検体から世界で初めて確認され[3]，その後，世界的に高度耐性菌が散発的に報告され，感染症における重大な脅威として認識されています．咽頭感染で治療効果が低いというエビデンス[4]と咽頭感染が無症状かつ頻度が多いことと併せて，薬剤耐性の多くが咽頭感染から獲得されることが懸念されており，米国などでは，咽頭感染では治療効果判定が推奨されているのは上述の通りです．感染部位に関わらず治療失敗例では，培養検査による薬剤感受性検査が必要となります．

　また，通常，淋菌の第一選択薬として使用されることはありませんが，アジ

スロマイシンに関する感受性の低下傾向が世界的に認められています．一般的に，世界の性感染症診療の流れとして，アジスロマイシンの使用が控えられる傾向がありますが，理由の一つとして淋菌への耐性化への懸念があります．米国や英国では，以前は，淋菌の単独感染に対してもセフトリアキソンとアジスロマイシンの併用療法が推奨されていましたが，近年，高用量セフトリアキソン単剤治療に変更されています．その理由の一つとして淋菌および後述するマイコプラズマ・ジェニタリウムのアジスロマイシン耐性率が増加傾向にあることがあります．後述するクラミジアの治療に関しても，近年，米国ではアジスロマイシンが第一選択薬ではなくなりましたが，これも治療効果上の観点だけでなく，アジスロマイシンの淋菌およびマイコプラズマ・ジェニタリウムへの薬剤耐性の出現への懸念が関係しています．

　いずれにしても，淋菌の再感染ではない明らかな治療失敗例に遭遇した場合は，セフトリアキソンの薬剤耐性を考慮する必要があります．薬剤耐性は世界的に極めて重要な問題となっていますが，特に，性感染症の領域では身近な問題であり，適切な治療の普及が不可欠です．

　ところで，近年，MSM における細菌性性感染症の積極的な予防法としてドキシサイクリンの曝露後予防（pre-exposure prophylaxis: PEP）が注目されています．一般臨床の範囲外なので，詳細は「性感染症の未解決課題2」で別途，紹介しますが，クラミジアと梅毒に関しては，性行為の 72 時間以内にドキシサイクリン 200mg を単回内服することで強力に予防できることが明らかになっています．一方，淋菌に関しては地域により予防効果が異なり，各地の AMR（antimicrobial resistance）の状況が影響していると考えられています．国内の MSM で流行する淋菌に関して言えば，多くの場合テトラサイクリンに薬剤耐性が認められるため[2]，その予防効果は認められないかもしれません．

▶予防・公衆衛生

　淋菌の治療効果判定が咽頭感染以外，必須ではない一方，感染者のその後のフォローとして，再感染の有無を治療後 3 か月程度の検査でチェックすることがむしろ重視されています．感染する人は，再感染のリスクが高い可能性が高く非常に合理的な戦略です．感染した人は，「治療したら治るか」ばかりを気にするのですが，基本的にほとんどの症例は治るので，むしろ何度でもかかるので再感染に気をつけるべきと情報提供すべきです．その後の自発的な検査につながれば，本人にとってもメリットがあります．また，パートナーが未治療で再感染するいわゆるピンポン感染なども重要です．

　感染者を治療する際は，パートナーの治療の必要性を説明し，検査・治療を受けるよう徹底することが公衆衛生学的に重要です．直近の性行為（挿入のないオーラルセックスも含めて）のパートナーが不特定多数で連絡がつかない，パートナーが来院したがらないなど，のような状況もあるかもしれません．海外では，迅速なパートナー治療（expedited partner therapy：EPT）といって，パートナー分の治療も持たせて，速やかに治療するという戦略が推奨されており，特に男女間での公衆衛生学的効果が期待されています．国内では，保険診療の適応外となることと，淋菌の場合は，第一選択薬剤ではないセフィキシム 800mg 内服などが選択肢となり薬剤耐性が懸念されますが，クラミジアなど，薬剤耐性の懸念が低い性感染症に関しては，自由診療の性感染症クリニックなどでの実施は現実的な選択肢でしょう．

　また，細菌性性感染症に関する新規予防法として，淋菌に関しては，上述のドキシサイクリンの PEP に加えて，髄膜炎菌ワクチン MenB-4C の有効性が注目されています．薬剤耐性が問題となる現状で，安全性が認められ従来から世界で使用されているワクチンが有効であれば，公衆衛生学的にも大きなインパクトがあります．同ワクチンに関しては，現状では，エビデンスは不十分で，こちらも一般臨床の範囲外なので「性感染症の未解決課題 3」で取り上げます．淋菌などの咽頭の性感染症がうがい液で予防できるか，という疑問は当事者（や医療者）の間で時折見受けられますが，結論から言うと，現時点のエビデンスでは予防は難しそうです．これに関しては COLUMN 1 をご参照ください．

　疫学データに関して，淋菌はクラミジアと同様，定点把握対象疾患であり，梅毒，HIV などの全数把握対象疾患と異なり正確な把握はできませんが，一定のトレンドは把握可能です．とはいえ，近年，都市部では指定届出機関に含まれない性感染症クリニックが急増しており，淋菌，クラミジアの疫学情報は，地域によっては正確な疫学情報が反映されていない可能性があります．届出数だけから判断すると，例えば 2012 年から 2021 年の 10 年間で，全国の淋菌の年次推移は，9488 件［女 1897，男 7591：定点医療機関数 974（9.8 件／施設）］から 10399 件［女 2302，男 8097：定点医療機関数 983（10.6 件／施設）］とほぼ横ばいか緩徐に増加しています．クラミジアについても，25606 件［女 13237，男 12369：定点医療機関数 974（26.3 件／施設）］から 30003 件［女 14545，男 15458：定点医療機関数 983（30.5 件／施設）］と淋菌とほぼ同様です．参考までに梅毒の同時期の全数報告による件数は 1228 件（女 235，男 993）から 7978 件（女 2717，男 5261）となります．定点の

JCOPY 498-02152

届出数ベースでは，少なくとも梅毒にみるような急激な増加は認められていませんが，施設平均の届出数に注目すると自費の性感染症クリニックの年間の診断件数はそれを大きく上回ることが推測され，都心部ではその影響は無視できないでしょう．少なくとも，感染者数の規模では，クラミジア＞淋菌（これらは定数届出ベースで氷山の一角です）＞梅毒といった大まかな感覚は把握できると思います．淋菌では際立って女性の感染者が少ないことが注目されますが，クラミジアと比較して淋菌では男性で強い尿道炎症状が出やすく，女性の感染が過小評価されている可能性があります．また，症状が出ない咽頭感染がクラミジアと比較してかなり多いので，保健所，行政による無料検査では，咽頭検体の検査は積極的に取り入れるべきでしょう．

■参考文献

1) J Antimicrob Chemother. 2016 Sep; 71 (9): 2559-2562.
2) Clin Infect Dis. 2021 Oct 20; 73 (8): 1452-1458.
3) Emerg Infect Dis. 2011 Jan; 17 (1): 148-149.
4) Clin Infect Dis. 2009 May 1; 48 (9): 1237-1243.

1

淋菌

COLUMN

1. うがいで性感染症が予防・治療できるか?

　一般論として，うがい・手洗いは，感染症予防の基本ですが，性感染症における咽頭感染（基本的に無症状）を予防できるかは，当事者としても非常に重要なトピックです．性産業従事者の方では，ルーティンで実施していることもあるでしょう．クラミジア，マイコプラズマ・ジェニタリウム，淋菌の局所感染する3病原体に関して，前2者では咽頭感染は少ないことに加え，これらの菌は細胞内寄生菌であるため，いったん感染が成立するとうがい液で殺菌・洗い流すことは難しそうで，うがいによる予防の対象にはならないでしょう．一方，淋菌は咽頭感染が多く，主に細胞外に菌体が存在するので，うがいで殺菌および洗い流せるのではないか，という理屈で，咽頭うがいの淋菌予防効果に関する研究が複数行われてきました．

　結論から言うと，豪（OMEGA試験）とベルギー（PReGo研究）のリステリンによるうがい液と殺菌作用のないうがい液を使用したランダム化比較試験ではいずれも予防効果を示すことができませんでした[1,2]．豪の研究者は，この失敗にもあきらめず，うがいをすることで淋菌咽頭感染者の咽頭の淋菌量が減ることから他者への感染を減らせる可能性を示唆し，さらなる研究の必要性を主張しています．一方，ベルギーの研究者らは，そのようなうがいによる予防法は，その場の雰囲気を壊すので"sexy"ではないと，有効性だけでなく，現実的に実行可能かも含めて疑義を呈しています[3]．

　そもそもリステリンだけでなく殺菌作用のあるうがい液全般に効果がないのか，は結論は出ていないかもしれません．また，欧米と日本との違いで，頭を後屈し喉の奥でガラガラと音を出すうがいは行儀が悪いなど，我々になじみのあるしっかりとしたうがいの習慣が海外ではないため，咽頭までのうがい液の到達具合により効果に差が出る可能性も否定はできません．とはいえ，淋菌も一定数は感染後，細胞内に存在しており，必ずしもうがい液で殺菌・洗い流せるわけではなく，淋菌が感染するワルダイエル咽頭輪（いわゆる扁桃腺）は構造が複雑で，うがい液がそもそも到達しにくく，無効である可能性もあります．

JCOPY 498-02152

実際，うがいをしても咽頭感染する方は散見され，現時点でのエビデンスと併せても，うがい液では予防は難しいと考えたほうがよさそうです.

　とはいえ，性行為のような密な行為で感染するのは，性感染症だけでなく風邪やその他の感染症も含まれますし，うがい液の使用は有害でも高額でもないので，エビデンスがなくても個人がエチケットとして実施するのは，性産業従事者に限らず，それを否定する必要もないと思います.

■参考文献
1) Lancet Infect Dis. 2021 May; 21 (5): 647-656.
2) Lancet Infect Dis. 2021 May; 21 (5): 657-667.
3) Lancet Infect Dis. 2021 Jul; 21 (7): 909.

1

コラム

2 クラミジア感染症

第一選択治療薬

ドキシサイクリン 200mg 分 2/ 日 7 日間内服

代替薬

アジスロマイシン 1g 単回内服

　クラミジア (*Chlamydia trachomatis*) 感染症は最も多い細菌性の性感染症で，症状はマイコプラズマ・ジェニタリウムと類似しており，淋菌と比較するとマイルドです．症状が出る方がむしろ少数と理解すべきで，その頻度の高さからも見逃されている可能性が高いです．女性の無症候性感染が多いのはもちろん，症状が出やすいであろう男性の尿道炎でも無症状からわずかな症状のみの場合があり注意が必要です．感染経路は，淋菌，マイコプラズマ・ジェニタリウムと共通で，性器の挿入行為のみならず，挿入未満のオーラルセックス（口→口，口→性器・肛門直腸，性器・肛門直腸→口）も含まれます．女性では，放置すると不妊や骨盤内炎症性疾患の原因となるので要注意です．クラミジアの性行為による感染率は諸説ありますが 30～60% 程度と見積もられています．有症状の場合は，曝露から 5～10 日程度で発症することが多く，淋菌より症状が遅めに出るのが一般的です．

▶症状

男性の場合

　尿道炎でも，淋菌との比較では，無症状から軽い症状の場合が多く，尿道口から粘液・漿液性（膿というよりはサラサラの性状）の液体の分泌や，尿道の違和感，排尿時痛・違和感が出ることがあります．起床時にパンツにシミがあることをきっかけに気づくことも稀ではありません．これらを放置すると精巣上体炎（片側の睾丸の痛み・腫脹などが典型的症状）などに進展する可能性が

表6 クラミジア無症候性感染の実態

男性			
感染部位	尿道	咽頭	直腸
無症状者の割合	40 ～ 90％程度	基本的に無症状	基本的に無症状

女性			
感染部位	尿道・生殖器	咽頭	直腸
無症状者の割合	85％程度	基本的に無症状	基本的に無症状

あるのは淋菌の場合と同様です．尿道の無症候性感染の頻度は，報告により幅はありますが 4~9 割程度と高く，実際は見逃されている場合も多いと推測されます．無症候性者の実態は **表6** を参照ください．

女性の場合

　子宮頸管炎，尿道炎ともに症状はマイルドで，おりものの性状・量・においの変化から，排尿時痛，尿道違和感などが出る場合もありますが，9 割程度が無症状と見積もられています．これらを放置すると，子宮頸管炎から子宮，腹腔内へと感染が波及する骨盤内炎症性疾患へつながり，不妊の原因となりますので，不特定多数との性交渉，金銭を介した性交渉などのある高リスク者では定期的な検査をする方が，症状ベースで検査を実施するより合理的です．症状が淋菌よりマイルドで放置されやすいせいか，淋菌よりも不妊の合併症は多いです．骨盤内炎症性疾患の症状は淋菌の場合とほぼ同様か軽症となる傾向があるようです．

男女共通

　咽頭感染は少ないですが，基本的に無症状です．直腸感染は実際かなり多く，基本的に無症状ですが，MSM のみならず女性でも重要な感染部位として注目されています．その理由は後述しますが，クラミジア治療で頻用されるアジスロマイシンが効きにくいためです．また，直腸感染があると HIV 感染のリスクが高まるのも淋菌の項で述べた通りです．直腸への感染経路も淋菌と同様です．

▶診断

　診断は感染部位から採取した検体の核酸増幅法（PCR 法など）です．咽頭，尿・子宮頚管，MSM では直腸などの感染の可能性がある部位を検査しないと，理屈上除外はできません（淋菌の項および「性感染症の未解決課題 1」参照）．淋菌の尿道炎の診断で使用されるグラム染色は，クラミジアおよびマイコプラズマ・ジェニタリウムの診断では有用ではありません．前述の通り，淋菌・クラミジアの共感染は多く，両病原体の核酸増幅法を同時に実施することが重要です．

▶治療

　クラミジアは，薬剤耐性菌が大きな問題となっている性感染症において，現時点では幸いにも問題となっていません．第一選択薬剤はビブラマイシン 200mg 分 2/ 日 7 日間内服が世界的に選択されつつあります．性感染症の治療経験のある方であれば，アジスロマイシンが第一選択薬ではないのか，と疑問を持つ方もいるかもしれませんが，以下がその理由です．まず，有効性に関しては，泌尿器・生殖器感染であれば，両薬剤とも 95 ％を超える有効性で遜色ないことは明らかですが，メタアナリシスでは，ビブラマイシンの有効性の方がわずかではあるものの，統計学的に有意に高いことが報告されています[1]．

　また，これが最も重要なのですが，直腸感染に対するアジスロマイシンの治療効果がビブラマイシンと比較して著しく低いことが大規模ランダム化比較試験で明らかになっています［ビブラマイシ（96.9 ％）vs アジスロマイシン（76.4 ％）][2]．前述のように直腸感染は無症状なので，見逃されていることが多いですが，MSM だけでなく，女性の泌尿器・生殖器クラミジア感染では直腸の共感染が 7 割程度と極めて多いことが知られています．これは必ずしもアナルセックスで感染しているわけではなく，解剖学的な近接性から肛門・直腸へ自家感染していることが推測されています．このように，女性の泌尿器・生殖器クラミジア感染と診断されアジスロマイシンを内服しても，直腸共感染もある場合は，4 人に 1 人程度で直腸感染が残存することになります．直腸→泌尿器・生殖器への自家感染がどれくらい起こり得るのかは不明ですが，理屈上はアジスロマイシンによるこのようなクラミジアの不完全な治療が懸念されています．ちなみに，アジスロマイシンによる直腸感染で治療効果が低い理由は明らかになっていません．直腸の上皮細胞での最小阻止濃度が子宮頚部などの上皮細胞と比較して 4 倍ほどアジスロマイシンでは高いこと（ビブラマイシ

ンでは違いはありません），直腸感染ではアジスロマイシンを輸送する炎症細胞の感染部位（直腸）への遊走が起こりにくい，等の仮説が提示されています．

　また，クラミジア以外の性感染症病原体への薬剤耐性の広まりも，不必要なアジスロマイシンの使用を控える強い動機になります．クラミジア自体への薬剤耐性化の懸念は現時点ではないのですが，梅毒，淋菌およびマイコプラズマ・ジェニタリウムのアジスロマイシン耐性は深刻な事態となり得ます．特に次項で述べる，マイコプラズマ・ジェニタリウムのアジスロマイシン耐性は世界的に急速に広がっており，第一選択薬剤としては使用しにくい事態になりつつあり，国内の MSM ではすでにほぼ無効です．アジスロマイシンの使用を控えて，これらの病原体の薬剤感受性が回復するかのエビデンスはまだありませんが，将来を見据えて使用できる薬剤を温存していくことは性感染症領域でも極めて重要です．

　1 回の内服で治療が済むのが簡便で内服順守率も保たれるという点で，当事者および医療者ともにアジスロマイシンを好む方もいるかもしれませんが，上述のように，ビブラマイシンを第一選択薬にするというのが世界の流れになるでしょう．少なくとも，1 週間の内服になると内服順守率が低下するかに関しては，現場の感覚からすれば，当事者は治したくて来院しているので，必要だと理解すれば，ほとんどの場合は問題ないと感じます．妊婦などのようにビブラマイシンが使用しにくい場合には，アジスロマイシンの使用が推奨されます．

　治療効果判定の核酸増幅検査は，推奨薬剤による治療であれば治療成功率が極めて高く，不要とされていますが，症状が改善しない場合や妊婦に関しては治療効果判定の実施が推奨されます．淋菌と同様に，治療効果判定よりもむしろ，高リスク者における定期検査による再感染のチェックを重視することが合理的といえます．性の健康の考え方からも，再感染するリスクを周知して，定

表7 ビブラマイシンとアジスロマイシンのクラミジアに対する感染部位別の治療効果

泌尿器・生殖器感染		
	ビブラマイシン	アジスロマイシン	P 値
メタ・アナリシス[1]	97.40%	96.20%	－
直腸感染		
MSM 豪[2]	96.90%	76.40%	P < 0.001
女性オランダ[3]	95.50%	78.50%	P < 0.001
MSM 国内[4]	95.80%	83.70%	P < 0.001

期検査・再検査へのアクセスを改善することが，公衆衛生学的には意味がある
でしょう．治療後効果判定をする場合は，核酸増幅検査は感度が高いので，4
週間程度間隔をあけるのが目安となります．再検査の場合は3か月程度後の
実施が推奨されますが，保険医療の枠組みでは再検査や定期検査がカバーでき
ない可能性もあり，検査へのハードルを下げる公衆衛生学的な取り組みが重要
となるでしょう．定期検査の間隔は各自のリスクに応じて設定することになり
ますが，一般的には年に1回から，超高リスクの sex worker では毎月など，
実際の運用には幅があると思います．

▶薬剤耐性

　幸い，クラミジアに関しては，現時点で薬剤耐性菌が問題になることはあり
ませんが，適切な治療の普及が将来的な薬剤耐性菌の出現防止に重要です．繰
り返しになりますが，性感染症は無症状な方が多く，治療対象以外の未診断の
細菌性性感染症への抗菌薬の曝露による薬剤耐性菌の出現も当然あり得ます．
また，薬剤耐性菌ではありませんが，鼠径リンパ肉芽腫症 (LGV: lympho-
granuloma venerum) の原因となるクラミジアでは上述の治療では不十分な
場合があります．クラミジアは血清型でAからLまで分類されていますが，L
型のクラミジアでは，感染部位に潰瘍を呈した後に鼠径部のリンパ節腫脹や圧
痛を伴う場合があり，これを LGV と呼びます．LGV は欧米の MSM で散発的
に報告されていますが，国内での報告は極めて稀です．治療はドキシサイクリ
ンであれば3週間と期間が長めになります．

▶予防・公衆衛生

　淋菌と同様に，治療効果判定よりも再検査，定期検査を重視する流れが，疫
学的に言っても合理的で，公衆衛生学的なメリットは大きいでしょう．再感染
のリスクに関する情報提供と定期的な検査へのアクセスを改善することが，性
の健康の考え方にも合致し，当事者が主体的に性感染症から自らを守ることに
つながります．淋菌の項で触れた迅速なパートナー治療 (expedited partner
therapy: EPT) は，パートナーが来院できない・しないなどの状況であれば，
クラミジアでは特に良い適応となり得，特に男女間での感染において公衆衛生
学的効果が期待されるでしょう．国内では保険診療の適応外となりますが，ク
ラミジアは薬剤耐性の懸念が低く，治療も内服薬なので，自由診療クリニック
などでの実施は現実的ですし，実際に提供するクリニックもあるようです．
　また，近年注目されている細菌性性感染症に関する新規予防法であるドキシ

性感染症について（各論）

サイクリンの曝露後予防内服（PEP: post-exposure prophylaxis）は，将来的には，性感染症を語る上では避けては通れないものになるでしょう．具体的には，セックス後 72 時間以内にドキシサイクリン 200mg を内服することによって，細菌性性感染症の感染を予防するものです．この予防効果は，特に，クラミジアおよび梅毒で顕著で，有効性に関しては疑問の余地はないようですが，現時点でのエビデンスは MSM に限られています．ただし，現状では一般臨床の範囲外なので「性感染症の未解決課題 2」で取り上げます．

　最後に，疫学データに関しては，淋菌の項で紹介したので詳細は割愛しますが，最も多い性感染症です．実際のトレンドに関しては，定点把握対象疾患であるため，届け出施設に含まれない自費の性感染症クリニックが急増する都市部では，特に過小評価されている可能性があります．特に，問題となるのは無症候感染者の見逃しですが，クラミジアでは淋菌と比較して，感染者に男女の偏りはありません．一方，国内の MSM では，淋菌と同様，無症状の直腸感染が見逃されています．淋菌の項で，保健所や行政による無料検査での咽頭の検査の必要性を述べましたが，MSM などを主なターゲットとする HIV 検査事業で淋菌・クラミジア検査を実施する場合は，尿検査だけ実施しても非効率であり，直腸検体の検査のオプションを追加すべきです．

■参考文献
1）Clin Infect Dis. 2014 Jul 15; 59（2）: 193-205.
2）N Engl J Med. 2021 Jun 24; 384（25）: 2418-2427.
3）Clin Infect Dis. 2019 Nov 13; 69（11）: 1946-1954.
4）J Antimicrob Chemother. 2021 Jan 19; 76（2）: 495-498.

2

クラミジア感染症

3 マイコプラズマ・ジェニタリウム感染症

第一選択治療薬

シタフロキサシン 200mg 分 2/ 日 7 日間内服[1]

　マイコプラズマ・ジェニタリウム（*Mycoplasma genitalium*）感染症はクラミジア，淋菌と同様に頻度の高い細菌性の性感染症で，近年，国内でも核酸検査が保険収載され認知度が高まり注目されています．性感染症の原因菌として同定されたのが，日が浅い新しい病原体なので，エビデンスは淋菌・クラミジアと比較して不十分で，まだわからないことが多いです．症状はクラミジアと類似しており同じく細胞内寄生菌ですが，薬剤耐性菌が大きな問題となっている点で大きく異なります．感染経路も淋菌，クラミジアと同様と考えられます．女性では骨盤内炎症性疾患の原因となるのは間違いなく，不妊の原因菌としては，評価は完全には定まっていませんが，その可能性は高いと考えていた方が無難でしょう．米国の若年の一般成人におけるデータでは，クラミジア＞マイコプラズマ・ジェニタリウム＞淋菌の順で高いことが報告されており，日本でも遭遇する頻度の高い性感染症です．感染性や発症に関するデータは不十分ですが，クラミジアと似たような特徴を持っていると推測されます．

▶症状

　クラミジアと同様の症状で，男性では尿道炎（排尿時違和感・疼痛，膿など），女性では，子宮頸管炎や尿道炎（おりものの性状・量・においの変化から，排尿時痛，尿道違和感）で，淋菌より症状がマイルドな場合が多いです．直腸感染・咽頭感染は，基本的に無症状ですが，咽頭感染はクラミジア同様，淋菌と比較すると少ないと考えられます．女性で骨盤内炎症性疾患の原因菌ともなり，その症状もクラミジア同様です．

▶診断

診断は感染部位の核酸増幅法（PCR法など）です．ジェニタリウムの尿検体の核酸検査が保険収載されたのは2022年と保険医療ではなじみの薄い病原体ですが，今後，認知度は高まっていくと思われます．淋菌，クラミジアの項でこれら2菌種の検査は同時にやるべき，と先述しましたが，現行の臨床現場では，マイコプラズマ・ジェニタリウムを含めた3菌種を同時にやるべきかはコスト面等からもコンセンサスは得られていません．これらの3菌種は治療法が異なりマイコプラズマ・ジェニタリウムの頻度は多いので，同時に実施するのが合理的ですが，現時点では，淋菌，クラミジアなどへの治療後にも症状が持続する場合にマイコプラズマ・ジェニタリウムの検査が実施されるのが一般的です．

また，尿・生殖器以外の感染部位（咽頭，直腸検体）の無症候者への検査も現時点で推奨はされていません．その理由としては，まだエビデンスが不十分であることに加えて，治療不能の薬剤耐性菌が検出されると困る，という後ろ向きな理由を主張する海外の専門家もいます．少なくとも，将来的には，有症状の場合は，淋菌，クラミジア，マイコプラズマ・ジェニタリウムの3菌種を同時に検査する方向性に進むべきでしょうが，今後の新たなエビデンスが待たれるところです．

▶治療

マイコプラズマ・ジェニタリウムは，薬剤耐性菌が極めて大きな問題となっていることは繰り返し述べてきたとおりです．本書では，第一選択薬剤はシタフロキサシン200mg分2/日7日間内服とシンプルです．一方，日本発の薬剤であるシタフロキサシンが利用できない海外での第一選択薬剤は，ビブラマイシン200mg分2/日7日間先行投与後，アジスロマイシン感受性がある場合にはアジスロマイシン1g1回初回内服後，500mg/日3日間内服（アジスロマイシン総投与量計4日2.5g），アジスロマイシン感受性がないまたは感受性検査結果がない場合には，モキシフロキサシン400mg分1/日7日間内服となっています．煩雑かつ長期の治療法からも，薬剤耐性が世界的な脅威となっていることが，実感できるのではないでしょうか．

シタフロキサシンとモキシフロキサシンは，どちらもニューキノロン系薬剤で，両者のマイコプラズマ・ジェニタリウムの治療効果を直接比較した研究は現時点では存在しません．国内のMSMにおけるシタフロキサシン単剤の治療

3

マイコプラズマ・ジェニタリウム感染症

表8 薬剤耐性変異別のマイコプラズマ・ジェニタリウムに対する主要薬剤の治療効果

ニューキノロン耐性変異別の治療効果			
	変異なし	ParC 遺伝子のみ変異	ParC+GyrA 遺伝子の dual 変異
シタフロキサシン単剤 国内 MSM[1]	100%	92.9%	41.7%
ドキシサイクリン先行投与後 モキシフロキサシン 豪 heterosexual 男女, MSM 等[2]	96.5%	54.2%	18.8%
アジスロマイシン耐性変異別の治療効果			
	変異なし	変異あり	全体
アジスロマイシン 1g 単回投与 豪 heterosexual 男女[6]	88.8%	13%	61%

効果の研究では，治療効果は全体で 87.8％ですが，ニューキノロン耐性がない症例で 100％，ニューキノロン薬剤耐性が 1 か所 [ParC（DNA topoisomerase Ⅳに関連）]，2 か所 [ParC+GyrA（DNA gyrase に関連）] の場合でそれぞれ 92.9％，41.7％です **表8**．一方，モキシフロキサシンのニューキノロン薬剤耐性が ParC のみの場合，ParC+GyrA の場合の治療効果はそれぞれ 54.2％，18.8％と報告され[2]，シタフロキサシンは薬剤耐性が 1 か所のみであればかなり有効性が期待できると推測されます．とはいえ，薬剤耐性が 2 か所（ParC+GyrA）あると有効性は半減するので注意が必要です．

ちなみに，海外で用いられる第一選択治療の複雑さは，その根拠となる豪の研究が，アジスロマイシン薬剤耐性をドキシサイクリン先行治療 1 週間の内に判別する豪企業の迅速試薬の使用を前提としたデザインだったためで[3]，これを一般臨床に適応するのは非現実的です（同菌の薬剤耐性検査は商業ベースでは国内で実施困難です）．以前はアジスロマイシンが第一選択薬として使用されていましたが，その耐性化が急速に進んでいることが，この豪の研究の背景にあります．

クラミジアでは尿道感染と比較して直腸感染でアジスロマイシンの有効性が低いことが知られていますが，同じ細胞内寄生菌のマイコプラズマ・ジェニタリウムでも同様の傾向を示唆する報告はあります．一方，シタフロキサシンのマイコプラズマ・ジェニタリウムに対する治療効果に関しては，尿道感染と直腸感染では効果に差はないようです[1]．

治療効果判定に関して，淋菌・クラミジアでは治療効果が高いため，治療効果判定よりむしろ，再感染が多いことから高リスク者での再検査が推奨されて

いると前述しましたが，マイコプラズマ・ジェニタリウムでも同様に，症状が軽快していれば推奨はされていませんが，特にアジスロマイシンで治療されている場合は，治療効果判定をするのが無難でしょう．治療後効果判定をする場合は，核酸増幅検査は感度が高いので，4週間程度間隔をあけるのが目安となります．症状が続く場合は，薬剤耐性菌である可能性が高く，専門家に相談することをお勧めします．

▶薬剤耐性

　過去にはマクロライド系抗菌薬であるアジスロマイシンが本菌の第一選択薬と考えられていましたが，世界的にも国内でも，すでに薬剤耐性菌の割合は看過できないレベルに達しており，年々薬剤耐性化は進行しています．2018年に米国アラバマのMSMでアジスロマイシンの薬剤耐性菌の割合が8割に達していることが報告されていますが，国内のMSM，ヘテロセクシャル男女においてもそれぞれ9割[4]，7割[5]と驚異的な薬剤耐性率です．淋菌，クラミジアの項で，アジスロマイシンの使用が控えられている世界の性感染症診療の大まかな方向性を説明しましたが，アジスロマイシンの薬剤耐性化が改善するのか，今後の推移が注目されます．国内で頻用・重用されるアジスロマイシン1g単回投与は，上述の治療レジメンと比較して用量が不十分で，耐性化を惹起する可能性があるので要注意です[7]．

　ニューキノロン系薬剤の薬剤耐性化も世界的に進行しており，こちらも極めて憂慮すべき事態です．最も有効性が期待できるシタフロキサシンの使用に際しても，100mg分2/日 7日間の投与例（添付文書の記載の範囲内ではあります）が散見されますが，シタフロキサシンの薬剤耐性化につながる可能性は否定できず，こちらも注意が必要でしょう．実際，国内でもアジスロマイシン，シタフロキサシンが無効な治療困難例が散見されるようになっており，将来的に，このような治療不能の薬剤耐性菌による骨盤内炎症性疾患などの重篤な感染が懸念されます．ニューキノロン系薬剤の薬剤耐性には大まかにParC遺伝子とGyrA遺伝子が関与していますが，通常ParC耐性が出現し，後にGyrA耐性が出現するのが一般的です．国内MSMではParC，GyrAがそれぞれ68.3%，25%[4]，国内ヘテロセクシャル男女でそれぞれ60～70%，10%[5]と憂慮すべきレベルで 表9 ，年々増加傾向が認められています．マクロライド系およびニューキノロン系抗菌薬は一遺伝子変異で容易に耐性化するため，前述のような不十分，不適切な治療が耐性化に寄与しますし，風邪などで不必要に処方されている現状の医療状況も影響する可能性があり，AMRに関する情

表9 国内のマイコプラズマ・ジェニタリウムのマクロライドおよびニューキノロン耐性

	アジスロマイシン耐性の頻度	ニューキノロン耐性変の頻度	
		ParC 遺伝子のみ変異	ParC＋GyrA 遺伝子の dual 変異
国内 MSM[4]	89.6%	68.3%	25%
国内 heterosexual 男女[5]	70%	60〜70%	10〜15%

報提供は性感染症領域でも極めて重要です.

　ちなみに，テトラサイクリン系抗菌薬の感受性は，マイコプラズマ属の細菌では通常，良好ですが，ジェニタリウムに関しては，*in vitro* で活性があっても，実際の治療効果は 3 割前後と限定的です. また，治療失敗例，薬剤耐性例に関しては，スペクチノマイシン，プリスチナマイシン（国内未承認），ミノサイクリンなどが使用される例もあり，5-ニトロイミダゾールも *in vitro* では活性があることが知られていますが（その中ではチニダゾールが最も活性が高そうです），現時点では信頼できるエビデンスは限られており，治療失敗例は専門家に相談しましょう.

　薬剤耐性に関して，国内では保険適用外ですが，海外の sequential therapy を踏襲して，ドキシサイクリンまたはミノサイクリンにシタフロキサシンを追加するプラクティスも自由診療で実施されています. これらの併用療法が，シタフロキサシン単剤と比較して，治療効果で上回るか，薬剤耐性化を予防できるかは重要な関心事項です. ドキシサイクリンまたはミノサイクリンとの同時併用，sequential で 4 通りほどレジメンが考えられますが，これらとシタフロキサシン単剤との，薬剤耐性結果も含めた質の高い前向き比較研究によるエビデンスが出れば，国際的にも大きく貢献するでしょう.

▶予防・公衆衛生

　淋菌，クラミジアと同様に，感染者には治療効果判定だけでなく，再検査，定期検査を実施することが疫学的には合理的ですが，無症状者のスクリーニングに関するコンセンサスは現時点ではなく，推奨されていません. まず国内でできることとして，本菌に関する認知度が医療従事者を含め低い現状を改め，抗菌薬の適正使用を進めることが必要でしょう. 無症状の場合も多く，現時点では淋菌・クラミジアほど検査が施行されないため，他の性感染症や感冒様症状に対する抗菌薬処方の影響を受けやすく，今後もさらなる薬剤耐性化が懸念されます. ここでも，当事者への情報提供と定期的な検査へのアクセスを改善

することが重要ですが，これに加え抗菌薬の適正使用と薬剤耐性の防止などの情報提供が，迂遠かもしれませんが，当事者が主体的に自らの健康を守ることにつながるでしょう．公衆衛生対策の観点に関して，マイコプラズマ・ジェニタリウムは届出疾患ではないため，正確な疫学データは使用できませんが，淋菌と同様に薬剤耐性のサーベイランスデータの充実化は今後，必要になるでしょう．

　クラミジアなどの予防で注目されるドキシサイクリンのPEP（性感染症の未解決課題2参照）は，治療の項にもあるようにジェニタリウムへの治療効果が低く，PEPによる予防効果も認められないようです[8]．また，国内の性感染症診療でジェニタリウムとともにセットで保険外で検査されることが多いマイコプラズマおよびウレアプラズマ属の計3菌種に関して，実際に性感染症として治療が必要かで議論がありますが，これに関してはCOLUMN 2をご参照ください．

■参考文献
1) J Antimicrob Chemother. 2023 Aug 2; 78 (8): 2070-2079.
2) Clin Infect Dis. 2023 Jun 16; 76 (12): 2187-2195.
3) Clin Infect Dis. 2019 Feb 1; 68 (4): 554-560.
4) JAC Antimicrob Resist. 2021 Jun 30; 3 (2): dlab091.
5) J Infect Chemother. 2018 Nov; 24 (11): 861-867.
6) Clin Infect Dis. 2015 Apr 15; 60 (8): 1228-1236.
7) Clin Infect Dis. 2015 Nov 1; 61 (9): 1389-1399.
8) Clin Infect Dis. 2021 Oct 5; 73 (7): e2127-e2133.

COLUMN

2. マイコプラズマ・ホミニス，ウレアプラズマは治療が必要？

　自由診療のクリニックでは，従来，非淋菌・非クラミジア尿道炎に対して，マイコプラズマ・ジェニタリウム，マイコプラズマ・ホミニス (*Mycoplasma hominis*)，ウレアプラズマ・ウレアィテイカム (*Ureaplasma urealyticum*)，ウレアプラズマ・パルバム (*Ureaplasma parvum*) の４菌種セットの検査法が使用される場合がありました．この４菌種の中で，マイコプラズマ・ジェニタリウムだけが，過去のエビデンスから明らかな性感染症の病原菌として国内でも保険診療の枠組みに組み入れられた経緯があります．残りの３菌種が，本当に性感染症を引き起こす病原体なのかに関して，現時点でのエビデンスから言えば，明らかな性感染症の病原体とは認められていないのが現状です．

　性感染症の診療現場では，無症状のヘテロセクシャル男女で，パートナーがこれらの３菌種のどれかが陽性だったので，自分も治療をしてほしい，という理由での受診が散見されます．原則としては，症状があり性感染症の病原体が他に検出されない場合にのみ，治療を考慮する，というのが，現時点での共通見解です．従来の性感染症の原因病原体の多くは，一定の確率で病原性を及ぼすことが明らかである一方，これらの３菌種に関してはその証拠が不十分です．これには症状があってもその因果関係の証明が困難であることも関係しています．例えば，多くの健康な無症候者で，尿道にこれらの３菌種が定着（定着と感染の違いは，私見では，有害かどうか，臨床的に言えば，局所の炎症の有無などで区別できるかもしれません）していることは珍しくありません．いわゆる通常の細菌叢の一部という考え方です．また，通常，これらの菌が単一菌として検出されず，他の病原体も同時に検出されるのが一般的で，これも解釈を困難にしています．

　非淋菌性尿道炎，子宮頸管炎などの性感染症領域においては，これらの３菌種が強い関連性を持っていることを示す良質なエビデンスは今のところはなく，４菌種セットの検査法は，マイコプラズマ・ジェニタリウムの保険収載された

JCOPY 498-02152

検査が普及していく現状を鑑みると，その意義が少なくなっていくかもしれません．

　今後，新たなエビデンスが出てこない限り，マイコプラズマ・ホミニス，ウレアプラズマについては，有症状かつこれらのいずれかが検出され，かつ他の病原体が検出されない場合以外では，性感染症領域では治療しないのが適切でしょう．

4 （膣）トリコモナス症

第一選択治療薬

メトロニダゾール 500mg 分 2/ 日 10 日間内服

チニダゾール 2g 1 回単回投与

　トリコモナス症は *Trichomonas vaginalis* という原虫により引き起こされ，主要な細菌性性感染症（クラミジア，マイコプラズマ・ジェニタリウム，淋菌）と同様に極めて頻度が高い性感染症です．その頻度の高さ，感染経路，保険適用のある核酸増幅検査が利用可能な点で，これらの病原体と共通点がありますが，男性よりも女性に強い症状（膣の瘙痒感など）が出るという正反対な特徴がトリコモナス症では際立っています．原虫であり治療薬も大きく異なります．また，年齢の分布も 50 代前後の女性でも多いのもトリコモナスの特徴です．症状からは，細菌性性感染症，細菌性膣症や膣カンジダ症との合併や鑑別の診断が必要となる場合もあります．女性で強い症状が出ますが，実際は感染者の 7 割程度が無症状であることが知られており，男性はさらに多くが無症状です．感染経路は性行為だけでなく，タオルなどを介する可能性が示唆されますが，実質的には無症状の男性からの感染が大部分でしょう．感染後数日～1 か月以上経って発症するように，かなり幅があり，長期間の後に発症することもあります．

▶症状

女性の場合

　子宮頸管への感染は少なく，膣や尿道の上皮細胞に感染しやすく膣の強い瘙痒感やおりものの性状・量・においの変化などが特徴的ですが無症状もかなり多いと見積もられています．排尿時痛，尿道違和感などが出る場合もありますが，無症状かごく軽度の場合の方が多いです．膣トリコモナス症に特徴的とされる泡沫上の黄緑色の悪臭のあるおりものの所見を呈するのは数十％と診断的

有用性はそれほど高くないようです．むしろ，高リスク者で異常を訴える方には，他の細菌性性感染症とともに，検査の閾値を下げる必要があります．細菌性性感染症と同様，これらを放置すると，子宮頸管炎から子宮，腹腔内へと感染が波及する骨盤内炎症性疾患へつながり，不妊の原因ともなりますので，高リスク者では，症状ベースで検査を実施するのはもちろん，健康チェックとして積極的に検査をするのが合理的です．

男性の場合

尿道炎が起こり，症状の程度は様々で，その他の細菌性性感染症のそれと同様ですが，基本的に症状はマイルドから無症状です．感染後に症状が出ても，10 日以内に自然軽快することが多いですが，感染は持続しており感染源となっている可能性があります．男性では，前立腺炎，精巣上体炎や不妊，前立腺癌との関与も報告されていますので，無症状であっても公衆衛生的な感染対策の対象としてだけでなく，当事者の健康のためにも男性の感染は重視されるべきでしょう．

男女共通

直腸感染・咽頭感染は起こり得ますが稀であり，多くは無症状です．

▶診断

標準的な診断法としては感染部位の核酸増幅法（PCR 法）が感度・特異度の高さから推奨されます．マイコプラズマ・ジェニタリウムと同時核酸検出する検査キットが 2022 年に保険収載されており，有症状の場合には，子宮頸部や膣のぬぐい検体，（特に男性では）尿などの PCR 法が診断的価値が高いです．将来的には，有症状者に対しては，淋菌・クラミジアの検査とともに 4 菌種で実施される方向に進めば，公衆衛生学的にも当事者の健康にも大きく寄与する有用な検査です．

とはいえ，女性の場合，トリコモナス症の症状との鑑別になる細菌性膣症および膣カンジダ症の（除外）診断が必要となる場合が多いので，おりものの顕微鏡検査は実施すべきです．トリコモナスの顕微鏡検査の感度・特異度は検査者の経験に大きく左右され，感度は 5 割前後と低いことが報告されています．通常，生理食塩水を滴下して観察し，鞭毛を有し運動する洋ナシ型をしたトリコモナス原虫が観察されますが，アメーバなどの原虫の観察と同様，鮮度が命なので，検体採取後，速やかに観察しないと感度は低下します．

数日を要する核酸増幅検査に対して顕微鏡検査の迅速性は大きな利点で，加えて，常に膣炎症状の鑑別となる細菌性膣症や膣カンジダ症が同時に診断可能

なグラム染色も極めて有用です．ただし，グラム染色によるトリコモナス診断
は，直接検鏡と比べて感度で劣るでしょう（染色・固定後は動かず，鞭毛が染
色できず，大きさ的に白血球と区別が難しい場合あり）．過去には，膣ぬぐい
の pH や複数の診断基準が補助的に使用されていましたが，カンジダ膣症，細
菌性膣症，膣トリコモナス症では区別しがたい場合も多いです．膣炎症状の診
断に関しては，迅速性のある顕微鏡検査に感度・特異度の高い PCR をうまく
組み合わせるのが今後の主流となるでしょう．ただし，男性の尿での顕微鏡診
断は感度が低く推奨されません．

▶治療

　トリコモナス症は，無症状でも検出されれば全員治療です．治療は抗原虫薬
である 5- ニトロイミダゾール系薬剤での治療となりますが，アルコールとの
併用で嘔吐，腹痛などが出るとされているので，内服中の飲酒を避けるよう患
者へは事前に説明しておきましょう．チニダゾールはメトロニダゾールより半
減期が長く，内服終了後すぐの飲酒再開は避けましょう．また，メトロニダ
ゾールでは長期高用量投与で稀に不可逆性の末梢神経障害が出現することがあ
るので，長期の使用には注意が必要です．いずれの薬剤でも治療効果は 90〜
95％の有効性が報告されています．膣錠も国内では使用可能ですが，局所治
療の有効性は内服と比較して低いため，薬剤耐性の懸念からも内服治療が推奨
されます[1, 2]．

　単回投与か連日投与かは，患者の希望も考慮して選択します．本書では第一
選択薬剤として国内の保険適用のあるメトロニダゾール 500mg 分 2/ 日　10
日間内服およびチニダゾール 2g 単回投与を記載し，国内保険適用がないメト
ロニダゾール 2g 単回投与を第一選択薬剤から除外していますが，海外では，
単回投与としてはメトロニダゾールがチニダゾールに代わり選択されることが
多いです．メトロニダゾールの単回投与と連日投与（国内の保険用量より多め）
の比較では，単回投与で 1.8 倍ほど治療失敗が多いと報告されています[3]．一
方で，副作用として，特にメトロニダゾールでは嘔気・嘔吐などが多く，内服
順守率が低くなる可能性もあり，どちらの内服法が患者に適しているかは総合
的に判断する必要があります．メトロニダゾールと比べ，チニダゾールの治療
効果に関する信頼できるエビデンスは限られていますが，有害事象はメトロニ
ダゾールと比較して少なく，高い内服順守率が期待されそうです．

　治療効果判定は，細菌性性感染症と異なり，治療後 3 週間以上あけて核酸
増幅検査を施行することが推奨されます．また，パートナーの治療も極めて重

性感染症について（各論）

要です．男性の場合，治療効果判定の有用性のデータは不十分ですが，もともと無症状であり効果が判別しにくく，治療効果判定は実施すべきでしょう．総じて，男性のトリコモナス症のエビデンスは不十分であり今後の集積が期待されます．

▶薬剤耐性

　海外ではメトロニダゾール耐性のトリコモナスの報告がありますが，国内では，治療抵抗例は散見されるものの，マイコプラズマ・ジェニタリウムの薬剤耐性化のような憂慮される状況ではありません．とはいえ，薬剤耐性菌の出現には注意が必要で，適正な抗菌薬治療の徹底が重要です．治療失敗例よりは，未治療のパートナーなどからの再感染の方が多いですが，明らかな治療失敗例では高用量治療や併用療法が必要となるので，専門家に相談しましょう．

▶予防・公衆衛生

　予防は safe sex ですが，高リスク者では，検査の閾値，アクセスのハードルを下げ，早期診断，早期治療を実施することが重要です．高リスク者の有症状者における淋菌とクラミジア，マイコプラズマ・ジェニタリウムとトリコモナスの4大性感染症の核酸増幅検査が将来的に一般的になれば公衆衛生学的な効果が期待されるでしょう．また，国内では保険診療の適応外となりますが，迅速なパートナー治療［expedited partner therapy（EPT）］は，パートナーが来院できない・しないなどの状況であれば，トリコモナス治療でも許容されるでしょう．ただし，トリコモナスの薬剤耐性は性感染症の臨床上，重要な懸念事項であり，メトロニダゾールでは特に副作用も多く，内服順守率など薬剤選択で注意が必要です．

■参考文献
1）J Infect Dis. 1994 Jul; 170（1）: 242-246.
2）Sex Transm Dis. 1998 Mar; 25（3）: 176-179.
3）Sex Transm Dis. 2017 Jan; 44（1）: 29-34.

4

（膣）トリコモナス症

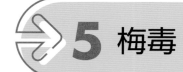

5 梅毒

早期梅毒の第一選択治療

ベンジルペニシリン筋注 240 万単位 1 回[1]

アモキシシリン 1500mg 分 3/ 日 14 日間内服[2]

（アモキシシリン 3000mg ＋プロベネシド 750mg 分 3/ 日 14 日間内服）[3]

後期梅毒の第一選択治療

ベンジルペニシリン筋注 240 万単位 / 週 1 回，計 3 回[1]

アモキシシリン 1500mg 分 3/ 日 28 日間内服[2]

（アモキシシリン 3000mg ＋プロベネシド 750mg 分 3/ 日 28 日間内服）[3]

　梅毒は，*Treponema pallidum* という細菌が局所（一期梅毒）および全身感染（二期梅毒）を引き起こす感染症で，国内の heterosexual（ヘテロセクシャル）男女で急速に広まり，近年，最も注目されている性感染症でしょう．一般臨床でも遭遇する可能性があり，若い女性での感染が極めて多く，妊婦では先天梅毒の危険があるため，公衆衛生学的に早急な対策が求められています．他の性感染症と同様，梅毒も無症状の場合が多いですが，全身感染である二期梅毒に伴う症状は時に極めて多様です．診断は血清検査で簡便ですが，非典型的な症状で梅毒を想起できないと検査に至らないので，診断学的にも学ぶことが多いです．感染経路は，他の細菌性性感染症と共通で，性器の挿入行為のみならず，挿入未満のオーラルセックスも含まれます．梅毒には一期，二期などという分類と早期（1 年以内の感染で通常一期，二期が含まれます），後期（感染から 1 年以上）という感染時期による分類があり，早期，後期の分類により治療期間が異なります．感染妊婦では，梅毒は容易に胎盤を通過するため胎児の先天梅毒や流産，死産が極めて憂慮すべき問題です．梅毒の性行為による感染率は諸説ありますが 30％程度と見積もられています．

JCOPY 498-02152

表10 梅毒の分類

		一期 ➡	二期 ┄┄┄➡	三期
症状による分類	有症状	局所感染 （一期疹，リンパ節腫脹）	局所からの全身播種 （皮疹，発熱など多彩）	脊髄癆，ゴム腫，心血管梅毒など極めて稀
		感染性：極めて高い 検査：1/4 で偽陰性	感染性：一期疹より低い 検査：ほぼ確実に診断可能	
	無症状	（早期）潜伏梅毒		（後期）潜伏梅毒
感染時期による分類		早期（感染から 1 年以内）		後期（1 年以上）

▶症状

早期梅毒

一期梅毒

　感染者の感染部位からの接触で感染し，初期に一期疹・初期硬結，硬性下疳などと呼ばれる潰瘍病変（皮膚・粘膜がただれて深いところが露出した状態）が出現します．特徴的なのは，病変が派手で大きくても，通常，痛みがない，またはごく軽度である点です．そのため，病変が内部（腟，直腸，口腔）にできた場合は，気づかないことも多く，特に，女性や MSM で注意が必要です．感染から一期疹の出現までは，週から月単位まで様々です．この時期の感染部位は細菌の量が極めて多く感染性が高く，腟，口腔内に病変がある場合は，感染源となる可能性が高いです．

　一期疹に伴い所属リンパ節，口腔・咽頭なら頸部リンパ節，泌尿器・生殖器であれば鼠径リンパ節が，片側または両側で時として有痛性に数 cm 大に腫脹することがあります．感染からこれらの症状の発症までは数日から数か月と幅があり，平均で数週間程度が一般的です．この一期疹の出現時に検査をしても1/4 程度で陰性（偽陰性）となるので，陰部等局所の潰瘍を見て疑わしい場合，経験的治療を行う専門家も多いです．一期疹，二期疹とも，無治療でも大体 3 から 6 週間くらいで自然に消失するので放置される可能性がありますが，梅毒の菌は体内に残存しています．これを長期に放置すると三期梅毒へと至る場合もありますが，抗菌薬が広く普及した現代では極めて稀な病態です．

5

梅毒

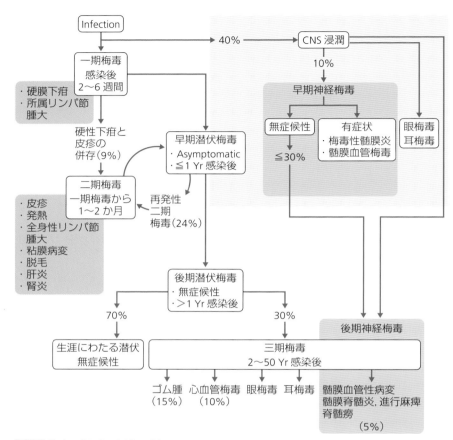

図1 梅毒の期別の病態と進行

二期梅毒

　一期疹が消失した後，数週から数か月後に全身性の症状が出るのは約4人に1人と報告されています．これに基づくと，一期梅毒で梅毒感染に気づかなかった場合，多くは自分が梅毒にかかっていることに気づかないことになります．二期梅毒の症状は，全身性のものが多く時として極めて多彩ですが，全身に散在する皮疹（バラ疹）が代表的です．皮疹のサイズは数mmから数cmと幅があり紅斑が典型的ですが，どのような形態の皮疹も取り得ます．四肢・体幹部などに左右対称に出現し，特に診断的価値が高いのが手掌，足底の皮疹で，高リスク者でこのような所見があれば，梅毒である可能性が極めて高いです．二期梅毒でもびらん（潰瘍より浅いただれ）などの粘膜病変が口唇・口腔

内・舌，会陰部などに出現することがありますが，これは細菌量が多く感染性が高いと考えられています．一方，バラ疹の感染性は一期疹の潰瘍病変と比較してかなり低いと考えられています．

発熱，頭痛，咽頭痛，筋肉痛，全身のリンパ節腫脹などのような感冒用症状や食思不振や体重減少などの非特異的な症状も二期梅毒で認められることがあります．基本的に，二期梅毒は，梅毒の全身播種とそれに対する免疫反応による機序が考えられ，このような多彩な症状が出るようです．不明熱の原因になる場合もあり，HIV 感染者の定期診療では，よくわからない症状が出たら梅毒を検査するのは一般的で，診断は比較的容易ですが，上記のような症状で内科を受診した場合には，リスクを想起しないと見逃す可能性が高いです．やはり，当事者への情報提供と検査へのアクセスを改善する性の健康の考え方の普及・実践が梅毒対策の土台となる必要があります．

内科を受診することはないかもしれませんが，脱毛の訴えも梅毒感染では時折，遭遇します．また，定期受診の際の検査で偶然判明することが多いですが，肝臓の数値の上昇をきっかけに梅毒と判明することがあります．ALT, AST は数百程度の増加に留まり，ウイルス性肝炎と比較して低めです．消化管出血なども稀ですが報告があり，症状は多岐にわたります．

比較的稀ですが重要なのが神経梅毒です．梅毒は一期梅毒の自然軽快の後，または同時期に起こる全身播種から神経組織にも侵入することが知られています．未治療の HIV 感染者などの免疫低下状態で神経梅毒の頻度は高い傾向があります．また，神経梅毒では早期と後期（三期）で症状が異なりますが，抗菌薬がなかった時代に問題となった後期梅毒である脊髄癆や進行性麻痺は現在では極めて稀で，早期における神経梅毒が問題となります．早期の神経梅毒では，髄膜炎症状（頭痛，錯乱，嘔気・嘔吐，項部硬直）を呈します．視神経（視力低下），聴神経（難聴・めまい）が侵される場合もあり（髄膜炎症状を伴わないこともあります），これらは放置されると非可逆的となるため，早期診断が重要です．

後期（三期）梅毒

長年，梅毒が未治療で放置されると（数十年単位），後期の神経梅毒である進行性麻痺（進行性痴呆や麻痺から死に至る末期の状態）や脊髄癆（進行性の歩行失調，感覚異常，疼痛）や，ゴム腫（どの組織にも起こり得る硬いゴム様の炎症性の腫瘍），心血管梅毒（上行大動脈の拡張や大動脈弁閉鎖不全）などに進展しますが，抗菌薬が広く普及した現代では極めて稀です．

無症候性梅毒（早期および後期）

　名前の通り症状がない状態で診断された状態で，早期，後期で治療期間が異なります．過去の検査記録がない場合，後期梅毒として治療されることになります．

▶診断

　梅毒の診断は血液検査による血清診断（抗体検査）です．抗体検査では淋菌・クラミジアなどのように咽頭，尿，直腸などの感染部位別の見逃しの心配はないですが，発症早期では見逃す可能性があります．感染後まもなく診断可能な核酸増幅検査と異なり，血清検査では抗体が出現するまでの一定期間（1〜2か月）は診断できず，一期梅毒で受診しても約25％が偽陰性になるため注意が必要です．二期以降の梅毒であれば検査結果は信頼でき極めて有用です．

　この抗体検査には大きく分けて2種類あり，梅毒特異的な抗体検査［トレポネーマ（TP）検査：TPHA（T. pallidum hemagglutination assay）など］と非特異的な抗体検査［非トレポネーマ検査：RPR（rapid plasma reagin）など］を行い総合的に判定します．TP検査は梅毒そのものへの直接的な反応を見ており特異度に優れ，陽性なら梅毒への曝露歴があることを意味します．これらの抗体検査には定性と定量検査があり，TPの定性検査で陽性となった場合に，RPRの定量検査を提出するのが一般的でしたが，梅毒の検査前確率が高い性感染症の現場では，定量検査でTPおよびRPR検査を最初から同時に実施するのが合理的でしょう．定量検査としては倍数希釈法（陰性，1，以降2の倍数で表示され，8〜16倍が治療の目安となっています）が世界的に普及していますが，国内では自動化法（倍数ではなく連続した数値で結果報告）が普及しつつあり，定量検査を実施する機会は少なくなるでしょう．

　RPRの定量検査で現在の感染の有無を判定し，RPRが陽性で活動性（8〜16程度，単位は試薬の種類によりR.U, U, SU/mLなど）がある場合に治療対象となりますが，一期疹など早期感染を疑った検査ではRPRが低くても陽性なら治療すべきです．TP抗体は一旦陽転化すると，多くは治療後も陰性になりません．一方，RPRは治療とともに低下するので治療効果判定に用いますが，治療前のRPRの数値が高い場合は，治療が成功しても陰性にならず陽性を維持し，セロ・ファスト反応と呼ばれます．これらの場合，TP抗体，RPR抗体が陽性でも梅毒の菌が体内に残っているわけではありません．

　神経梅毒は，髄液の抗体検査で診断しますが，国内で実施できない検査も含まれ，治療も入院を要する静脈注射となるため，神経梅毒を疑う症例は専門家

JCOPY 498-02152

に相談しましょう.

▶治療

　早期治療の第一選択薬は, ベンジルペニシリン持続性筋注製剤 (ベンジルペニシリンベンザチン水和物) 240万単位単回投与とアモキシシリンの内服治療1.5g分3/日 14日間で, 後期梅毒の治療では, 前者で計3回, 後者で28日間と投与回数, 治療期間が増加します. ベンジルペニシリン持続性筋注製剤は国内で承認されたのが2022年で国内での使用経験は少ないですが, 海外では長らく標準治療薬として使用されており実績があります. アモキシシリン内服の場合, 早期では2週間, 後期梅毒で4週間と長期になるので, 筋注製剤で恩恵を受ける当事者も多いでしょう. これらのペニシリン系薬剤による薬剤耐性菌は問題になっておらず, いずれの治療薬も治療効果は良好です. また, 第一選択薬に括弧付きで提示した, アモキシシリン倍量＋プロベネシドの組み合わせは, 保険適用を超えた高用量となりますが, 高い治療効果がHIV感染梅毒患者において報告されています. とはいえ, 通常のアモキシシリンの用量でも実臨床上, 遜色ない効果が示されています.

　ペニシリンでアレルギーがある場合は, これらは禁忌ですが, 筋注製剤は徐放性製剤なので特に注意が必要です. ペニシリン・アレルギーがある場合は, ビブラマイシン200mg分2/日 (早期梅毒で2週間, 後期梅毒で4週間) が世界的には広く使用され実績がありますが, 国内では保険適用がありません. 同じテトラサイクリン系のミノサイクリン (ドキシサイクリンと同用量) で代替されることもあります.

　治療効果判定は非特異的な抗体検査のRPRの定量検査を用いますが, 重要なことが2点あります. 一つは, 菌そのものの有無を直接検査するのではなく,

表11 梅毒の抗菌薬による治療効果

	ベンジルペニシリン筋注	アモキシシリン1500mg	アモキシシリン3000mg＋プロベネシド
メタ・アナリシス[1]	早期梅毒: 90-100%	－	－
国内HIV感染MSM RCT[2]	－	早期梅毒: 93.5%	早期梅毒: 97.9%
国内HIV感染MSM後ろ向き研究[3]			早期梅毒: 94.4% 後期梅毒: 95.9%

抗体検査の下がり（倍数希釈法では，治療前より RPR が 1/4 低下で治療成功）から間接的に治療効果を判定するため，最終的な治療効果判定は 6 か月，1 年と長期間になることです．とはいえ，特に，一期疹，二期疹などを呈する早期梅毒では治療効果は極めて良好なので，長いスパンで見ると高リスク者では，治療失敗よりも再感染が実際には問題になると考えて差し支えありません．RPR 検査を月単位で検査して，数値が低下しない，低下が不十分として，抗菌薬が延々と継続的に処方されている方から相談を受けますが，上記を踏まえるとこれは抗菌薬の濫用につながる場合が多いと思います．RPR の検査日と治療日が同一ではない場合が実臨床では多いですが，RPR が治療時にはさらに上昇している可能性があり（診断から治療の間隔が 10〜14 日開くと，4 人に 1 人で RPR が 4 倍に）[4]，1 か月後に検査して"数値が下がらない"症例でも，実際は低下している可能性もあります．一般的に，治療直前の RPR 検査が推奨されていますが，若干の日程のずれのために治療日に RPR の再検査をする必要はないと思います．とはいえ，早期梅毒では治療効果は良好なので，月単位の短い間隔で検査をしないで，少なくとも 3 か月，6 か月と長い目で見ていくのが合理的です．また，RPR は試薬などの検査系により若干の差異があるので，同一の検査系でフォローしましょう．

　もう 1 点，重要なこととして，過去の検査歴が不明な場合の後期の無症候性梅毒では，前述のセロ・ファスト反応の可能性，つまり，本当に治療が必要な状態なのかどうか考慮する必要があります．過去の検査結果が不明な場合はもちろん判別できませんから，RPR 高値なら治療するわけですが，治療に反応しない場合はセロ・ファストと考えるのが妥当かと思います．早期梅毒に比べて後期梅毒では一般に治療効果は低下しますが，これにはセロ・ファスト反応が含まれている影響も考えられるでしょう．6 か月，1 年，2 年の間隔でフォローして，RPR の低下・増加がないことを確認すればよく，通常，再治療は必要ありません．再感染があれば 4 倍以上に増加します．高リスク者であれば，世界的には年 1 回の梅毒検査が推奨されますが，定期的な RPR 検査データがあれば正しい診断が可能となり，公衆衛生だけでなく梅毒の適正診療にも寄与します．

　また，治療前に患者に，ヤーリッシュ・ヘルクスハイマー（Jarish-Herxheimer）反応について説明しておくことが必要です．これは梅毒治療開始後数時間で，発熱・悪寒・筋肉痛・頭痛が起こるもので，抗菌薬で梅毒の菌体が壊れ，これに対して起こる免疫反応です．数十％の患者で発生し，経過観察のみで 1，2 日で消失します．これを説明しておかないと，患者が驚いて救急を

受診する，内服を中止してしまうなどがあるかもしれません．

▶薬剤耐性

　梅毒の第一選択治療薬であるペニシリン系薬剤に対する薬剤耐性菌は幸い問題となっていません．一方，アジスロマイシンに対する梅毒の薬剤耐性菌は世界的に増加傾向にあり，適切な抗菌薬の使用は梅毒においても必須です．

▶予防・公衆衛生

　国内ではヘテロセクシャル男女の梅毒感染が増加傾向にあり，男性では20〜50代まで幅広く感染は広まる反面，若い女性では20代の感染者が突出して多く，注目を集めています 図2．このような疫学状況から妊婦の感染による先天梅毒が最も危惧され，早急な対策が求められています．梅毒感染者の総数では2022年時点で10年前と比較し10倍以上に増加し，近年ではコンスタントに1万人を超えています．

　5類感染症の梅毒は全数把握対象疾患であり，その疫学データは淋菌・クラミジアと比較して正確であり，実際，先天梅毒の報告数は2018年から2022年では20例前後だったのに対し，2023年には30例超と急増しており，極めて憂慮すべき事態になっています．また，梅毒の届出項目に含まれる性産業に関するデータも公衆衛生学的に有益です．これによれば，感染男性の40％が性産業の利用例が，感染女性の40％が性産業の従事歴があり，この比率は近

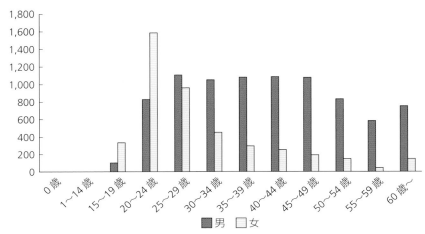

図2　2022年の梅毒の報告件数（性別・年齢別）

年大きく変わっていませんが，このような機微に触れる項目は過小報告されて
いると考えておいた方がいいかもしれません．また，早期の症候性感染の報告
は全体の75％超と有症状者が中心で診断されていますが，無症候性感染が見
逃されている可能性にも注意が必要です．

　他の性感染症と同じく梅毒も無症候性感染が多いため，対策の基本は，性の
健康の考え方に則って，当事者への正しい知識と自発的な検査へのアクセスを
提供することです．特に，国内の梅毒のリスク集団を明らかにし，効率良く情
報，検査，治療を提供する必要があります．世界的にMSMがリスク集団とし
て知られていますが，国内のヘテロセクシャル男女への対策に関しては，上述
のように金銭を介した性行為が明らかなリスク行為であり，パパ活なども含め
た性産業従事者が対象と想定されます．まずは，組織に属さないセミプロ的な
sex workerも含めたリスク集団の規模，梅毒の感染状況，流行への影響など
の実態把握が待たれますが，同時に彼らへの情報および検査の提供が必要です．

　また，自発的な検査に加えて，1章「性の健康（sexual health）について」
で性感染症スクリーニング検査でopt-inよりopt-outを推奨する提言に言及
しましたが，梅毒やHIVの検査では自発的な検査に加えて，opt-outのアプ
ローチも重要なので，簡単に説明します．Opt-in, opt-outという言葉は，最
近では，広告メールの受信の許可・拒否などでも目にする機会があるかもしれ
ません．検査に即して言えば，opt-outは，原則として広く対象全員に検査を
提供し，本人がその検査を受けたくなければ，拒否することが可能，というや
り方で，opt-inが，その反対で，自発的な検査というイメージです．具体的
な近年の梅毒のエビデンスでは，豪の性感染症クリニックにおける取り組みが
興味深いです．これは，メルボルンの性感染症クリニックに初回受診した全て
の女性に対して，時期に応じてopt-in（リスクに応じた検査の実施）から
opt-out（拒否しなければ全員検査）にスイッチして，梅毒の陽性者（割合）
を見ています．結果は，3万人弱の女性が対象で，梅毒の検査受診割合はopt-
inからopt-outへのスイッチで，52.8％（6890/13059）から67.4％
（9725/14422）と当然増加します．興味深いのは梅毒の陽性率で，これは
0.48％（33/6890）から0.71％（69/9725）と両アプローチで統計学的な有
意差はありませんが，無症候性梅毒の全梅毒陽性者に占める割合は36.4％
（12/33）から60.9％（42/69）と有意に増加しています[5]．このような高リ
スク集団が集まりやすい場所では，opt-outのアプローチが有効であることを
示すとともに，無症候性感染がかなり見逃されていることを示す研究でもあり
ます．もっとも，海外の先進的な地域のように性感染症クリニックが無料であ

JCOPY 498-02152

るということが，opt-out 実施の重要なポイントにはなりますが．

　余談ですが，プロ意識の高い sex worker および店舗・組織では，一定間隔で定期検査・陰性確認を実施している場合もあります．しかし，梅毒検査では感染後 1〜2 か月は陽転化せず，理屈上，感染後少なくとも 1 か月は顧客に感染させ続けるため，このアプローチにも限界はあります．特に，女性の好発感染部位の膣，口腔内などの感染は気づきにくいですが，この一期疹の時期が極めて感染力が強いのは前述の通りです．1 日 3 人の顧客で週に 5 日間就業する場合，定期検査をしても 1 か月で数十人に感染させる計算ですから，定期検査に加えたさらなる対策が求められます．

　クラミジアの項で触れましたが，細菌性性感染症に関する新規予防法であるドキシサイクリンの曝露後予防内服（PEP: post-exposure prophylaxis）の予防効果は，特にクラミジアおよび梅毒で顕著で，MSM における有効性に疑問の余地はなさそうです．とはいえ，ヘテロセクシャル男女でのエビデンスは現時点ではなく，今後の研究の進展が期待されます．これに関しては「性感染症の未解決課題 2」で詳述します．

5

梅毒

■参考文献
1) JAMA. 2014 Nov; 312 (18): 1905-1917.
2) Clin Infect Dis. 2015 Jul 15; 61 (2): 177-183.
3) Clin Infect Dis. 2023 Sep 11; 77 (5): 779-787.
4) Clin Infect Dis. 2023 Mar 4; 76 (5): 795-799.
5) Lancet Reg Health West Pac. 2023 Aug 7; 40: 100875.

COLUMN

3. 治療後いつから性行為を再開してよいか？

　感染後，いつから性行為を再開してよいかは，医療者であれば頻繁に聞かれる質問かと思います．決定的なエビデンスはないですが，淋菌，クラミジア，マイコプラズマ・ジェニタリウム，トリコモナス，梅毒に関していえば，一般的に，現実の医療においては，通常，治療終了まで性行為を控えることを推奨していることが多いです．

　米国，豪の性感染症のガイドラインでは病原体により性行為を控える期間が異なるものもありますが，いずれのガイドラインもほぼ共通した内容となっています[1, 2]．下記に豪の性感染症のガイドラインを要約しています．基本的には，治療終了後までおよび（有症状の場合は）症状が改善するまでのいずれかの長い期間まで性行為は再開しない，というのが一般的で，マイコプラズマ・ジェニタリウムだけ異なっているのは薬剤耐性菌の問題が深刻なことを反映しているのでしょう．これらの目安は，特定のパートナーがいる場合は，自分とパートナーがその条件を満たしたら性行為を再開してもよい，ということで，いわゆる，ピンポン感染を防ぐうえでも自分だけでなく相手の治療も考慮することが重要です．

淋菌，クラミジア・トラコマティス，トリコモナス，梅毒

　治療開始後 1 週間，または（有症状の場合）症状消失または治療完遂までのいずれか長い方

マイコプラズマ・ジェニタリウム

　治療後 14〜21 日後の治療効果判定で陰性確認するまで

　淋菌では治療後，速やかに菌は死滅するという報告もありますが，通常，1 週間程度は性行為を控えるよう指導するのが一般的のようです．淋菌，梅毒，クラミジア，トリコモナスで実施される単回投与による治療の場合は 1 週間程度性行為を控えることで統一されています．梅毒で例えば長期で 4 週間治療す

JCOPY 498-02152

る場合，治療終了まで性行為を控えるべきか，そもそもエビデンスがないので実際，回答はありませんが，実際はそれほど長く性行為を控える必要はないかもしれません．とはいえ，性産業従事者でなければ，治療中でも性行為をどうしても再開したい，という方はあまりいない気がします．

　性感染症になった当事者を見ていると，ちゃんと治るのか，パートナーに感染させてしまうのではないか，というもっともな心配を強く持つ方が多いですが，実臨床上は，再感染するリスクの方が高いので，バランスの取れた性の情報提供が必要です．

■参考文献
1）https://www.cdc.gov/std/treatment-guidelines/default.htm
2）https://sti.guidelines.org.au/

3

コラム

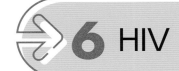

6 HIV

1
2
3
4
5

性感染症について（各論）

HIV 感染予防の第一選択薬剤

TDF/FTC または TAF/FTC 1 日 1 回 1 錠を内服（daily PrEP）[1]

または

TDF/FTC を性行為の毎に，行為前 2〜24 時間前に 2 錠，24, 48 時間後にそれぞれ 1 錠ずつ内服（on demand PrEP）（エビデンスは MSM のみ）[1]

　　HIV（human immunodeficiency virus：ヒト免疫不全ウイルス）は，CD4 陽性 T 細胞という免疫の司令塔を担う細胞に感染し破壊することで，免疫不全を後天的に引き起こす感染症で，診断が遅れると死に至る場合もあります．とはいえ，現在では，抗 HIV 療法の進歩により治療は極めて簡便かつ強力で，早期診断から早期治療につながり治療を継続する限り，非感染者と変わらない予後が期待されます．HIV 感染症で最も重要なことは，HIV 感染症が特別な病気でなく，高血圧・糖尿病などの慢性疾患と同様，長く付き合っていくありふれた疾患であるという考えを普及させること，いわゆるスティグマ（負のイメージ）の払拭にあるといえるでしょう．また，U＝U（Undetectable＝Untransmittable：治療で血中のウイルス量を抑制していれば，他者に性行為を通じて HIV を感染させることはない）という考え方も世界で強調されている重要なメッセージです．とはいえ，日本の現状では HIV 治療を性感染症の現場で提供するのは稀なので，本項では，治療に関しては大幅に省略して，性の健康の考え方を土台にした HIV 予防戦略である PrEP（pre-exposure prophylaxis：曝露前予防）を中心に概説します．日和見感染症や抗 HIV 療法に興味がある方は，国立国際医療研究センター・エイズ治療・研究開発センターが公開している「診断と治療ハンドブック」の HP（https://www.acc.ncgm.go.jp/medics/treatment/handbook/）をご参照ください．

JCOPY 498-02152

▶症状

　多くの性感染症は無症状である，ということを繰り返してきましたが，急性期の症状に関しては，HIV では実際には 9 割程度で何らかの症状が出るようです．その症状は，激しい無菌性髄膜炎・脳炎からごく軽度の感冒様症状まで幅があり，軽症の場合は症状から HIV 感染症を疑うのは困難で，リスク行為の問診が重要です．とはいえ，本人がただの風邪と考え受診しない場合もあり，MSM などの高リスク者に対しては HIV 感染リスクに加えて感染時の症状にまで踏み込んで情報提供する必要があるのは梅毒の場合と同様です．急性期の症状は自然軽快することがほとんどなので，この時期に診断できず無症候期に入ると長期にわたり無症状となり，自発的検査以外での診断は困難です．この時期の診断には，性感染症に罹患した際の受診時などに HIV 感染を見逃さないことが重要ですが，MSM では特に性感染症で症状が出ないことが多いのも前述の通りです．無症候期から数年が経過すると，免疫機能が低下し，AIDS（後天性免疫不全症候群：HIV による免疫低下により正常な免疫状態では稀な特定の疾患を発症すること）の発症を契機とした診断では生命予後に影響するため，早期診断が極めて重要です．

　急性症状は HIV への曝露後 2〜4 週間で発症し，具体的な症状としては，発熱，全身のリンパ節腫脹，咽頭痛，皮疹，筋肉痛・関節痛，下痢，体重減少，頭痛など様態も持続期間も様々です．症状が強い・数週間と長引くなどの場合や，伝染性単核球症を疑う場合は，HIV 感染症が想起されるかもしれませんが，軽症の場合では難しいでしょう（**表12** 参照）．典型的な急性症状として，38〜40℃の発熱と倦怠感，筋肉痛などのインフルエンザ様症状，下痢などの消化器症状（腸管リンパ節が HIV の主な増殖部位のためと考えられます），全身性の皮疹（発熱の 2，3 日後に出現）が挙げられます．

　これらが自然消退して，無症候期に入り，数年（この期間は人により 1 年以内から 10 年以上など様々です）経過すると，CD4 陽性 T リンパ球が減少し AIDS 指標疾患を発症します（エイズ発症期 **図3** ）．AIDS 指標疾患は疾患により症状は様々ですが，性感染症の現場ではなく，内科や救急の現場で遭遇することが多く，HIV の status が判明すれば診断に難渋することはないと思いますので，本項では割愛します．リスク行為の問診に加え口腔内に白苔（カンジダ症）などがあれば，HIV の診断に至りやすいでしょう．

表12 急性期の主な症状

症状	%
発熱	48-88
咽頭痛	21-51
リンパ節腫脹	36-45
皮疹	12-47
口腔内潰瘍	12-17
筋肉痛／関節痛	28-46
下痢	17-35
頭痛	34-44
肝脾腫	10-15
口腔内または腟カンジダ	10
体重減少	21-39
神経症状*	11-12

＊無菌性髄膜炎，末梢性神経症, Guillain-Barré symdrome

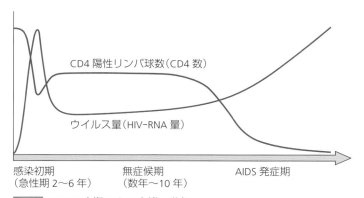

図3 HIV の病期による病態と進行
（日本エイズ学会 HIV 感染症治療委員会. HIV 感染症「治療の手引き」第 27 版. 2023）

▶診断

　HIV の診断は，血液検査による抗原・抗体検査でスクリーニングを実施し，スクリーニング検査で陽性の場合は，核酸増幅検査（PCR 検査）やイムノクロマト法を用いた抗体確認検査で確認検査を実施し，陽性であれば確定診断に至ります **表13**．スクリーニング検査は，感染の極早期では偽陰性となる可能性がありますが，検査で陰性でも問診・症状から急性感染を疑う場合は，PCR

表13 HIV 感染症の診断に用いられる各検査の特徴

検査の種類		検査の対象	ウィンドウ ピリオド	その他
スクリーニング検査	抗原抗体検査（第4世代）	HIV-1/2 IgG/M+HIV-1 p24 抗原	最短17日	偽陽性あり
確認検査	HIV-1/2 抗体確認検査	HIVリコンビナントタンパク(HIV-1 GP41・GP160・P24・P31, および HIV-2 GP36・GP140) に対する IgG 抗体	全バンド陽転化までの時間は個人差が大きい	特異度高い
	核酸増幅検査（PCR 法）	HIV-1 RNA（HIV-2 RNA については研究室レベルの検査）	約2週間	ごく稀に偽陽性

検査を実施するか期間を 2 週間ほど空けてスクリーニング検査を再検します. 最近のスクリーニング検査は第 4 世代の検査が国内では一般的で, 早期でも診断が可能な場合が多いです. 早期の（スクリーニング陰性となる）急性感染での PCR 検査は, 臨床上必要ですが保険適用とならないのが悩ましい所です. 診断検査前確率が低い場合（妊婦のスクリーニング検査など）のスクリーニング検査が陽性結果は偽陽性の可能性があるので, その際はスクリーニング検査の結果説明には注意が必要です. 検査前確率が高いのは, 欧米と同様, 国内の感染者の大部分を占める MSM で, こちらは有症状で急性期を疑う際のスクリーニング検査の偽陰性に留意しましょう.

　HIV は細かく分けると, HIV-1 と HIV-2 の 2 種類に分類されますが, アフリカなどで検出される HIV-2 は日本で遭遇することは極めて稀であり, 本書では HIV-1 に関して論じますが, スクリーニング, 確認検査の抗体検査で検出可能です. HIV-1 と比較し, HIV-2 はウイルス量, 感染性ともに HIV-1 と比較して低いのが特徴です.

　新型コロナの流行により, 保健所の業務が圧迫されて, 従来提供していた無料の HIV 検査数が激減しましたが, 世界的に郵送検査や自宅検査の役割が一層重要になっており, 国内でも HIV を含めた性感染症診断の極めて重要なテーマです. 性の健康を守るためにも, 検査へのアクセスを改善することは必須であり, 郵送検査は HIV だけでなく他の性感染症でも有用性が極めて大きく, 国内での今後のさらなる発展が期待されます.

▶治療・薬剤耐性

　HIV 治療を性感染症の現場で実施することは少ないため, 本項では詳細は

割愛しますが，最近の抗 HIV 療法の進歩は目覚ましく，ほとんどの症例では 1 日 1 回 1 錠のシングル・タブレット（3 剤または 2 剤の合剤）で，速やかに血中のウイルス量は検出限界未満にコントロールされます．適切な治療を受ければ他者への感染もなくなり，非感染者と同様に生活できることはもちろん，余命も変わりません．つまり，HIV 感染症は他の慢性疾患と同様，長く付き合っていく疾患であり，何ら特別なものではありません．治療中の HIV 感染者の一般的疾患を診察する機会があったとしても，基本的に健康な方であるという認識が必要であり診察拒否は論外です．とはいえ，当事者側でも何かあると，HIV のせいかと気にする方も依然多く，セルフ・スティグマも含めて根が深いことを感じます．今の HIV 感染症にまつわる問題は，不当な偏見をいかになくすかということに要約されるでしょう．また，本人の予後改善にも他者への感染の抑制のためにも可能な限り早期発見こそが重要で，そのためにも，性の健康，無症状でも高リスク者が検査をしていく体制が必要です．

▶予防・公衆衛生

　国内では，新規 HIV 感染者は 2012 年の 1590 人から 2022 年の 884 名と 10 年間で半減に近い減少傾向にあります（2023 年はわずかに増加）．新型コロナウイルス感染症の流行による行政検査数の減少をその要因とする意見もありますが，コロナ以前よりすでに減少傾向にあり，郵送検査や民間施設の提供する検査数がそれを補填するように増加しているので，実際に日本の新規 HIV 感染者数は減少傾向にあるとみてよいでしょう．前述の通り，感染者の治療により U=U が達成されると，HIV 感染の伝播が抑制されることが明らかになり，早期診断・早期治療が HIV 予防に重要な役割を果たしており，自発的でアクセスしやすい検査提供の確立が重要です．とはいえ，これは，当事者が自発的に予防する方法ではなく，自らを守る手段としては，HIV の PEP（post-exposure prophylaxis：曝露後予防）および PrEP（pre-exposure prophylaxis：曝露前予防）があります．PEP は抗 HIV 療法を曝露後 72 時間以内に 28 日間内服することにより HIV 感染を予防する重要な予防方法ですが，緊急医療に準ずる予防手段で，通常診療ではありません．世界的には，自発的に自らの性の健康を守る手段である PrEP が HIV 予防の重要な戦略として，極めて大きな成果を上げています．

　PrEP は執筆時点では国内未承認ですが，すでに草の根的・ボトムアップ的に国内の MSM などを中心に普及しつつあり，正しい情報提供の普及のためには指針が必要なことから，日本エイズ学会等から医療者向け，利用者向けのガ

イド・手引きが公表されています．下記で入手可能ですので，PrEP の利用法の詳細に関してご参照ください（https://shclinic.ncgm.go.jp/）．

PrEP の最も一般的な方法は，1 日 1 回 1 錠の TDF/FTC（2 剤の合剤）を内服する daily PrEP で，適切に内服すれば HIV に感染することはまずありません．TDF/FTC を性行為の 2〜24 時間以内に 2 錠，その 24, 48 時間後に 1 錠，計 4 錠（2＋1＋1）内服し，性行為のたびに繰り返す on demand PrEP も WHO などでは推奨されていますが，エビデンスがあるのは MSM においてのみです．On demand PrEP は性行為の回数が少ない人が選択する傾向にありますが，飲み忘れは多くなりがちです．各自が飲みやすい方法を選択するといいでしょう．また，エビデンスは TDF/FTC ほどはありませんが，TDF/FTC の副作用を軽減したプロドラッグである TAF/FTC の daily PrEP も推奨されますが，on demand PrEP に関しては現時点では TAF/FTC のエビデンスはありません．

PrEP で最も重要なことは，HIV 感染者が自分の感染に気づかず PrEP を始めると，PrEP 薬は 2 剤の合剤であり予防には十分なのですが治療には不十分なため，薬剤耐性が生じてしまうことです．そのため PrEP 開始前に，HIV 感染症をスクリーニング検査で除外し，以降 3 か月毎に HIV 陰性を確認後に処方することが PrEP の大前提です．また，腎機能障害を生じることがあるので（TDF＞TAF），PrEP 開始前に腎機能をチェックします．消化器症状などは比較的多いですが，内服後 2 週間程度で自然消失することも多いので，内服中止となることは稀であり事前に説明しておくと安心するでしょう．また，TDF/FTC および TAF/FTC は B 型肝炎にも強い活性があるので，開始前に B 型肝炎（HBV）の検査が必要です．活動性 HBV 感染がある方が PrEP を内服して中止する際に HBV が再活性化し，肝炎を起こす可能性があるためで，活動性 HBV 感染がある場合は，専門家に相談しましょう．

PrEP では他の性感染症は基本的には予防できませんので，梅毒，淋菌・クラミジア（曝露部位に応じて尿，咽頭，直腸）の検査が推奨されます．検査の詳細は前述のガイド・手引きにわかりやすくまとめられていますので，参考までに，検査スケジュールの目安をガイドから抜粋して **表14** に引用します．

米国の PrEP のガイドラインにも記載がありますが，性的活動性のあるすべての方に，PrEP の情報を提供すべきとされており [2]，性の健康の考え方の通りです．誰を PrEP の対象にすべきか，に関しては，特に MSM などでは医療従事者の偏見を避けるため，自らの性的な話を開示しない場合があり，正しい情報提供を受けて PrEP を希望する方には PrEP を処方すべき，とされていま

表14 PrEP 検査項目とスケジュール目安

PrEP 開始時，開始後のフォローアップ検査表

	開始時	1か月後	3か月ごと	6か月ごと	12か月ごと
(1) HIV	★★★	★★★	★★★		
(2) 性感染症	★★		★★ リスクが 高い場合	★★ セックスが あれば	
(3) 腎機能 eCrCl	★★★			★★★ 60 歳以上や eCrCl < 90	★★★ 全員
(4) B 型肝炎	★★★				
(5) C 型肝炎	★				★
(6) 妊娠	★		★		
(7) 脂質代謝	★				★

★★★…必須　　★★…強く推奨　　★…推奨（一部，対象により）

す．国内では未承認で，PrEP 薬を直接処方する機会は現時点では限られていますが，MSM などの高リスク者に対する情報提供は，性感染症の現場では積極的にすべきです．PrEP の普及・提供状況に関しては，国内では草の根でPrEP がすでに広まっており，TDF/FTC や TAF/FTC の正規品は 1 錠約3000 円と高額なため，ジェネリック薬（為替により変動ありますが 1 か月分で 3000〜5000 円程度）の個人輸入による PrEP が増加傾向です．さらに近年では，ジェネリック薬を検査とセットで比較的リーズナブルな価格で提供するクリニックが都内を中心に増えており，安全な PrEP 提供に貢献しています．PrEP の提供施設も含めた情報提供のプラットフォームとしては，「PrEP in Japan（HP: https://prep.ptokyo.org/)」，「PrEP@TOKYO（HP: https://hiv-prep.tokyo/)」などが充実しており，一読をお勧めします．

　PrEP は性感染症の検査がセットとなっていることから，PrEP の普及に伴い性感染症のエビデンスが急速に集積され，性感染症診療の発展に貢献しています．特に，定期的な性感染症検査の実践という，性の健康の重要な要素に関する豪の大規模な実臨床のデータから，PrEP の導入によって，従来，性感染症の検査をしていなかった高リスク者が検査を受け，診断・治療につながることにより，性感染症が減少する可能性が示唆されています[3]．日本でも，PrEPや性の健康の実践が普及することにより，同様のことが期待される可能性があります．加えて，性感染症の増加に寄与するのは，PrEP 利用者という性感染症の高リスク集団の中でも，特定の高リスク者であることが同じ研究から明ら

かになっています．具体的には，PrEP 利用者の 5.7％が全性感染症件数の
36.1％を，9％が 48.3％を占めており，同じ高リスク者が性感染症を繰り返し
ているという事実が明らかになっています．このような特定の高リスク者の存
在が，疫学的なファクトとして PrEP や性の健康の実践により浮き彫りになり，
ここに重点的に，ドキシサイクリン PEP などの戦略を選択的に導入すること
で，極めて効率的に予防が可能になることが将来的に予想されます．

　性の健康と極めて密接な関係にある PrEP を中心に HIV の予防を論じまし
たが，U＝U，未感染者の診断と治療による combination prevention も HIV
対策には不可欠です．国連合同エイズ連合計画が 2014 年に打ち出した 2020
年までの目標である "90-90-90" のケアカスケードが，最近では 2030 年ま
での目標として "95-95-95" に引き上げられています．この 3 つの 95 とは，
HIV に感染している人のうち，95％が自身の感染に気づいていること，感染
に気づいた人のうち 95％が適切な医療につながり治療を受けること，そのう
ちの 95％がウイルス抑制することです．これらを達成することが，2030 年ま
での世界的な目標です．最初の 90 ないし 95 というのが極めて重要で，未診
断の感染者が国内にどの程度いるかという問題ですが，複数の研究者が異なっ
た方法で試算した結果，2015 年時点で 4000〜5000 人（最初のカスケードの
90 の達成率は 72〜85.6％）いると推定されています[4-6)]．一方，未診断の
MSM における首都圏近郊の HIV 感染の有病割合で見ると 2.6〜3.0％で[7,8)]，
罹患率（未感染者が一定の期間に感染する率）で見ると，3.4〜3.8/100 人年
と報告されています[8,9)]．

　罹患率は公衆衛生対策上，重要な指標なので補足すると，例えば，3/100 人
年の罹患率の集団では 1 年後には 100 人のうち 3 人が HIV に感染すること
を意味し，この集団 5000 人に PrEP を実施すれば，理屈の上では 1 年で 150
人の新規感染者が予防可能です．罹患率は，PrEP 導入の目安として用いられ
るとともに（先進国で 2/100 人年の集団が適応の目安とされます），PrEP 普
及によるインパクトを予測するためにも使用可能です．このように，PrEP を
大規模展開することにより，数千人規模で存在する未診断感染者（リザーバー）
からの感染の予防が毎年数百人規模で可能になりますが，未診断の HIV 感染
者をいかに効率よく診断し医療につなげるかが必須の課題なのは，PrEP の普
及が過渡期であることを考慮するまでもなく，疫学的に見て自明です．PrEP
の開始自体が，MSM の中でも特に高リスクな方に検査を導入する効率の良い
方法ですが，やはり検査体制の一層の充実が必要です．**3.5 梅毒**の項でも述べ
ましたが，自発的検査を超えた opt-out のアプローチが HIV の領域でも重要

なので，最近の英国の取り組みも興味深いので紹介します．

　英国では，2022 年より救急医療という一般的な population が代表的な現場において HIV の opt-out 検査をパイロット的に実施しており，当初の実施地域が高リスク地域（有病割合＞5/1000 人）に限定されていたのを，有病割合 2-5/1000 の地域に拡大しています．最初の 18 か月のパイロット的検査で HIV, HBV, HCV の検査数は，当然ですが有意に増加し，HIV の有病割合は 0.61 ％（8609/1,401,866 件，578 名が未診断，344 が診断済み医療ケアなし，7687 が診断済み医療ケアあり）で，922 名の未治療感染者が短期間で見出されました．このパイロットの成功の鍵は，検査を受けない特定の集団に検査のアウトリーチが可能となったことで，これを受けて，上述のように同スキームが広域に拡大されたとのことです〔英国政府 HP をご参照ください (https://www.gov.uk/government/news/new-research-into-expansion-of-life-saving-hiv-testing-programme)〕．ちなみに英国では，未診断 HIV 感染者は 4500 名いると見積もられています．各国の医療制度が異なるので，あくまで数多くの取り組みの一例としてそれぞれ紹介した，豪の梅毒や英国の HIV の opt-out の取り組みは一概に適応可能とは限りませんが，高リスク集団の分布や経済規模などはそれなりに近いので，国内での取り組みの参考になります．検査体制に関しては，4 章「性の健康の増進に向けて具体的に何ができるか」でも論じたいと思います．

■参考文献
1) 日本における HIV 感染予防のための曝露前予防 (PrEP) 第一版.
2) CDC. Preexposure Prophylaxis for the prevention of HIV Infection in The United States- 2021 UPDATE.
3) Lancet Infect Dis. 2022; 22: 1231-41.
4) PloS One. 2017 Mar 20; 12 (3): e0174360.
5) PeerJ. 2019 Jan 15; 7: e6275.
6) Prev Med Rep. 2019 Oct 21; 16: 100994.
7) BMC Infect Dis. 2018 Dec 5; 18 (1): 627.
8) PLoS One. 2019 Dec 10; 14 (12): e0220072.
9) J Infect Chemother. 2022 Jun; 28 (6): 762-766.

7 その他の（性）感染症

表15 WHO による主要な 8 性感染症

細菌・原虫性性感染症 治癒可能	梅毒	性の健康のアプローチで予防
	淋菌	
	クラミジア	
	トリコモナス	
ウイルス性性感染症 治癒不可	B 型肝炎ウイルス (HBV)	ワクチンで予防可能
	単純ヘルペスウイルス (HSV)	初回感染以降は，再発が多い
	HIV	性の健康のアプローチで予防
	ヒトパピローマウイルス (HPV)	ワクチンで予防可能

表15 は WHO による最も多い性感染症としてリストアップされた 8 つの性感染症の要約です．本書では 4 つの細菌・原虫性性感染症に加えてマイコプラズマ・ジェニタリウムおよび HIV 感染症についてすでに詳述しました．本項では，残りの 3 つのウイルス性性感染症に加えて，赤痢アメーバ症，トリコモナス症でも触れた細菌性腟症・カンジダ腟炎と亀頭包皮炎について簡単に紹介します．ウイルス性性感染症のうち B 型肝炎ウイルス（HBV）およびヒトパピローマウイルス（HPV）では極めて有効なワクチンが世界的に導入され著しい効果を上げており，国内でもこれらの予防には，ワクチン行政の役割が重要となります．単純ヘルペスウイルス（HSV）や細菌性腟症，亀頭包皮炎などは必ずしも性感染症とはいえない側面もありますが，ありふれた疾患で性感染症の現場で患者から相談されることが多く，他の性感染症の鑑別として重要になります．

▶単純ヘルペスウイルス: HSV

HSV-1 型と 2 型があり，1 型が口唇ヘルペス，2 型が性器ヘルペスを引き起こしやすいですが，オーラルセックスによる感染で逆の場合もあり，HSV-1 型の性器ヘルペスも増加傾向です．感染様式は，症状がかなり強く全身状態を

伴うこともある初感染と，症状が比較的軽微または無症状の再感染および潜伏感染からの再発に大別されます．性器ヘルペスの場合は，初感染の症状は様々で，曝露後数日後から激しい疼痛を伴う潰瘍，排尿障害，発熱，頭痛，倦怠感，鼠径リンパ節腫脹・圧痛などの強い症状から無症候性感染まで多岐にわたります．性感染症の現場では，潜伏感染からの再発に関する相談が多いですが，発疹に先立つ下半身の疼きや疼痛，違和感などの前兆によりご本人が再発を自覚することもしばしばです．発疹は数mm程度の水疱が一般的ですが，初感染では潰瘍などの広範な病変もあり得ます．初感染の治療は発症後72時間以内が推奨されますが，早ければ早いほど理想的です．再発を繰り返す場合（年6回以上）は，ケースバイケースの判断になりますが，性的活動性がある場合はパートナーへの感染予防効果も期待し再発抑制療法を行うこともあります．性的活動性がない場合は，再発に対するその都度の治療か，症状が軽度なら経過観察が合理的でしょう．いずれの場合も外用療法はエビデンス上，推奨されません．

治療

バラシクロビル 1000mg 分2/日 7〜10日間

再発抑制療法

バラシクロビル 500mg 分1/日（再発が年10回を超える場合は専門家へ）

▶B型肝炎ウイルスおよびA型・C型肝炎ウイルス

　MSMでは，肝炎ウイルスはB型だけでなく，A型肝炎およびC型肝炎も性感染として重要な病原体です．C型肝炎は，以前は注射針の使いまわしで感染すると考えられていましたが，近年では肛門・直腸のウイルス量が高いことが，MSMで性感染症としてのC型肝炎が多い理由と考えられています．A型肝炎，B型肝炎には極めて安全で有効なワクチンがあり，B型肝炎ではuniversal vaccinationが国内でも導入されたので，将来的には，B型肝炎の新規感染者数は減少に向かうことが期待されます．A型肝炎に関しては，過去には国内のMSMで周期的に流行が起こっており，高リスク者ではワクチン接種が推奨されます．一方，C型肝炎に対するワクチンは存在せず，HIV同様感染者の早期

性感染症について（各論）

発見・早期治療が公衆衛生学的には効果が期待されますが，国内の医療制度上，急性 C 型肝炎の時期での治療は困難なのが現状です．また，A・B 型肝炎の再感染は報告されていませんが，C 型肝炎の再感染は稀ではなく，感染予防上の課題となっています．症状は，倦怠感，黄疸・白色便・褐色尿，右季肋部痛などで，症状の強さは，A 型肝炎 ≧ B 型肝炎 ＞ C 型肝炎のようなイメージで，A 型肝炎では発熱が認められる場合もある一方，B・C 型肝炎では無症状の場合もあります．A 型肝炎は慢性化しませんが，B・C 型肝炎は慢性化し，慢性化率は B 型肝炎で 10% 以下，C 型肝炎で 70% 程度で，放置すると肝臓癌の原因になります．診断は抗体検査，抗原検査です（A 型肝炎：HAIgM 抗体，B 型肝炎：HBs 抗原，C 型肝炎：HCV 抗体）．

▶ヒトパピローマウイルス：HPV

　HPV も予防効果の高いワクチンが利用可能です．世界的に，接種対象者は女性だけでなく，男性にも普及が進んでいく流れにあり，男性では，HPV は陰茎癌，咽頭癌，肛門癌の原因となります．予後が劇的に改善した HIV 感染 MSM でも，肛門癌・咽頭癌は予後に著しい影響を与える可能性があり重要な課題です．公衆衛生学的にも，男性への HPV ワクチン接種に公費負担がない現状は，集団免疫の観点で著しく効率が悪く，HPV の予防戦略を最適化するには男女を問わず，希望者のワクチンへのアクセスが保証される必要があります．これが達成できれば，HPV 関連癌の大幅な減少が期待できるでしょう．一方，HPV 感染自体は無症候性なので，性感染症の現場では，良性の腫瘍である尖圭コンジローマでの受診やワクチン接種の希望が中心になります．尖圭コンジローマは性器・肛門周辺に発生する鶏冠様のコリコリとした疣でかゆみ・痛みはなく，見た目で診断可能です．真珠腫様小丘疹という治療不要の疣をコンジローマと心配して来院する場合も多いです．尖圭コンジローマの治療は，外用薬や冷凍凝固，外科的処置など腫瘍の場所・大きさに応じて異なります．

▶赤痢アメーバ症

　Entamoeba histolytica を中心とした原虫の嚢子に汚染された水・食事などから感染し，A 型肝炎と同様に輸入感染症と考えられてきましたが，すでに性感染症として国内で定着しています．感染経路はアナル→オーラル（お尻を舐めるなど）で，従来は MSM を中心に感染が続いていましたが，ヘテロセクシャル男女の性風俗の勤務・利用歴も感染リスクです．赤痢アメーバ症では赤

痢症状（大腸炎）と血行性に播種した腸管外アメーバ症（主に肝膿瘍）に分けられます．最も重要な点は，好発部位である回盲部の病変が進行・穿孔すると虫垂炎と間違われる場合があり，診断がつかないと時に致死的です．MSMであれば診断はつきやすいですが，ヘテロセクシャル男女での症例も増加傾向であり，注意が必要で早期発見が重要です．腸管病変では，発熱・下痢・下血（イチゴゼリー状粘血便）のいわゆる赤痢症状が知られていますが，9割は無症状で，リスク集団で感染の連鎖が続いているわけです．そのため，消化器症状不在のまま肝膿瘍に進展する場合もあります．肝膿瘍（多くは単発）では発熱，右季肋部痛，血液検査で肝酵素増加などがありますが，発熱のみの場合もあり得ます．診断は，便検査で嚢子または栄養体を直接検鏡で検出することで確定診断となりますが，トリコモナスと同様，検査者の熟練度に作用されることと，便の鮮度が重要となります．治療は赤痢症状，肝膿瘍とも同じで，メトロニダゾールで栄養体に有効です．ただし嚢子には無効なので，メトロニダゾール治療後，嚢子駆除目的にパロモマイシンを投与することが標準的とされています．赤痢アメーバ症の詳細に興味がある方は，先述のHP「診断と治療ハンドブック」の赤痢アメーバ症のパート（https://www.acc.ncgm.go.jp/medics/treatment/handbook/part2/no24.html）やアメーバ赤痢の情報サイトHPである赤痢アメーバ・リファレンス（https://ameba.ncgm.go.jp/）をご参照ください．特に後者の内容は，アメーバ情報として他の追随を許さず必見です．

赤痢アメーバ症（栄養体）治療

メトロニダゾール 1500～2250mg 分 3/ 日 10～14 日間

再発予防（嚢子駆除）

パロモマイシン硫酸塩 1500mg 分 3/ 日 10 日間

▶細菌性腟症・カンジダ腟炎

　細菌性腟症は腟内の細菌叢の乱れにより起こり，単一の病原体による性感染症ではありませんが，性行為が発症に関係します．腟内環境は腸内環境と異なり，細菌叢の多様性が少ないのが正常で，乳酸桿菌などが定着し酸性条件にあ

り，他の"雑菌"の増殖を防いでいます．細菌叢が乱れると，揮発性のアミン類が産生されpHが増加し，雑菌が増殖し発症します．きっかけとして，性行為自体の他に，他の性感染症病原体への感染なども関係すると考えられています．典型的な症状は，おりものの量と性状（サラサラした灰白色から白色が増加），においの変化（魚臭が有名）ですが，顕微鏡的に細菌性腟症に合致しても無症候性な場合も多いです．無症状では婦人科での手術予定がなければ経過観察します．治療は，メトロニダゾール内服が推奨されます．再発を繰り返す方も多いですが，難治性の場合は専門家に相談しましょう．

カンジダ腟炎も性感染症ではなく，細菌叢の乱れで常在菌であるカンジダが腟・外陰部で過剰増殖し発症するもので，糖尿病や抗菌薬の使用，ホルモンレベル，免疫不全が関係しますが，特にきっかけがない場合も多いです．症状は外陰部の瘙痒感，灼熱感，違和感が典型的ですが，これが排尿困難，性交痛などに発展することもあります．おりもの量・性状の変化はそれほど顕著ではありませんが，性状に変化がある場合にはカッテージチーズ様などの性状が典型的とされます．治療はフルコナゾール単回投与が推奨されますが，一般的に無症状者とパートナーの治療はせず経過観察します．

両者の診断は顕微鏡検査が推奨され，細菌性腟症ではNugent criteria，Amsel criteriaなどが使用され，カンジダ腟炎では顕微鏡的にカンジダの菌体を確認して診断に至ります．顕微鏡検査は迅速性に優れていますが，特に細菌性腟症では診断率は検査者の経験に左右されるので，将来的にはトリコモナス症と同様に核酸増幅検査の役割が大きくなるでしょう．

細菌性腟症の治療

メトロニダゾール 1000mg 分2/日 7日間

カンジダ腟炎の治療

フルコナゾール 150mg 単回投与

▶亀頭包皮炎

亀頭包皮炎も，亀頭，陰茎，包皮の炎症性疾患で性感染症ではありませんが，性感染症の現場で相談を受けることが多いです．原因は様々ですが，洗い過ぎ，

不潔にしすぎ等の環境要因に加えて，病原体によるものとしてはカンジダが最多と報告されていますが，他の常在菌も原因となります．症状は疼痛，違和感，瘙痒感で発赤を伴い，尿道炎などの性感染症との鑑別は容易ですが，ごく初期の梅毒である場合も稀にあります．カンジダ性の亀頭包皮炎の診断は，顕微鏡検査でカンジダの菌体を確認し症状と併せて診断します．治療は，原因が環境要因の場合は，生理食塩水で1日2回ほど1週間洗浄するのみで多くは改善します．カンジダが陽性の場合は抗真菌薬の外用薬を，細菌性を疑う場合は抗菌薬の外用薬を場合によってはステロイドの混合軟膏で1週間程度塗布することで治癒します．難治性症例や再発を繰り返す場合は専門家に相談しましょう．

JCOPY 498-02152

8 新興性感染症としての エムポックス(旧サル痘)

8

新興性感染症としてのエムポックス（旧サル痘）

　性感染症の各論の最後に，2022 年 5 月以降，世界各国の MSM の間で流行し，新興性感染症として認知されているエムポックス（旧サル痘）を個別に取り上げます．エムポックスはオルソポックス（*Orthopoxvirus*）属に分類される，天然痘ウイルスの類縁の monkeypox virus（MPXV）による急性の発疹性疾患で，国内では 4 類感染症に分類されます．従来，西〜中央アフリカを中心に散発的に発生する人畜共通感染症で，感染経路は基本的に直接接触によるものと考えられています．地域によりウイルスの系統・分布が異なり，中央アフリカの clade と比べ，西アフリカのものは毒性が低く，世界各国の流行は，現時点では幸い西アフリカ，特にナイジェリア由来のものによることが判明しています．2022 年の世界的アウトブレイク以降，感染者数は減少傾向ですが，げっ歯類などの動物から人への散発的な感染でなく，性感染症を介した人−人感染として MSM 間で定着しつつあり，今後，性感染症の鑑別疾患に加わる可能性があります．今後の感染状況の動向と新たなエビデンスを注視する必要がありますが，本項では，現時点で明らかになっているエビデンスを踏まえたエムポックスの最新知見を述べます．また，エムポックスに関する詳細は，厚生労働省の HP からガイドラインがダウンロード可能ですのでこちらもご参照ください [001183682.pdf（mhlw.go.jp）]．

▶症状

　まず初めに，エムポックスの原因ウイルス MPXV の clade 別の死亡率を見ると，中央アフリカで流行する clade Ⅰ で 10.4％，西アフリカの clade Ⅱa で 3.6％，ナイジェリアの clade Ⅱb で 0.1％と大きく異なります．今回の流行で明らかになった最も重要なことは，世界的に流行しているのが致死率が最も低い clade Ⅱb であるにもかかわらず，CD4 陽性リンパ球 100/μL 未満の未治療 HIV 感染者に感染するとその死亡率が約 30％と極めて高くなる，恐るべき日和見感染症かつ性感染症であることです[1]．

　潜伏期間は 1〜2 週間程度で，従来のアフリカでの症例におけるいわゆる古

典的な臨床症状では，発熱，頭痛，筋肉痛，リンパ節腫脹などの全身症状が数日続いた後に，皮疹が出現し，皮疹は免疫不全がなければ通常 2～4 週間で自然に軽快します．古典的な臨床症状と今回の clade Ⅱb の世界的流行で判明した臨床症状との違いには，発熱・頭痛・リンパ節腫脹などの皮疹に先立つとされる前駆症状が皮疹と同時または後に出現する（あるいは前駆症状を伴わない），全身性に散在するとされた皮疹が肛門・陰部・口唇などの局所に集中する，などがあります．一般的な症状は，基本的には発熱・発疹・リンパ節腫脹の 3 徴が特徴的で，疑い患者が MSM であれば検査前確率はさらに高まります．

発熱，頭痛，筋肉痛，咽頭痛，背部痛，倦怠感などの全身症状はウイルス血症によるものと考えられる一方，リンパ節腫脹は全身性というより局所的な，皮疹部位の関連リンパ節腫脹が多いことが今回の世界的流行の特徴のようです．このような全身性の症状は，確定診断されたエムポックスの 9 割程度で認められたとのことで，鑑別診断の手がかりとして有用ですが，感冒と誤診されることに注意が必要で，プライマリーケアの現場でのルーティンでの性感染症やセクシャリティーの問診は，エムポックスでも梅毒，HIV でも有用で，性の健康の普及に役立ちます．

皮疹の発症部位は，感染者の患部からの直接接触でどこにでもできますが，生殖器・会陰部周囲が多いのは前述の通りです．特に，自家感染（auto inoculation）で自分の患部から手指を介して別の部位に皮疹が広がることもあり，眼病変の重症化も報告されています．皮疹の性状は，中心臍窩が特徴的で，水疱から痂皮化へと進展しこれらが混在し，HIV 感染者では広範な潰瘍・痂皮化病変へと進展することもあります．発症部位と性状と併せて大部分の症例で診断可能ですが，発症後ごく早期だったり非典型的な症例，重症例の場合は診断に難渋する場合もあります．

細かい話をすると，HIV（特に未治療の場合）の中心臍窩のある皮疹の鑑別としては，国内で common な順に，好酸球性毛嚢炎，播種性クリプトコッカス症，タラロミセス症（旧ペニシリウム症：東南アジアでは common です）などがありますが，これに加えて，エムポックスを鑑別疾患に入れておいた方がよさそうです．前 3 者の皮疹分布が全身性の傾向があるのに対して，エムポックスでは，会陰部，口唇などの局所に集中しやすいという違いがあります．また，免疫不全者では，巨大な潰瘍などに発展するのみならず，全身性に，脳，肺，脾臓等，どこにでも病変をきたしうるため，まずは，エムポックスを疑うことが重要です．

Clade Ⅱb であれば無症状または軽症で本人がそれと認識しない場合も稀で

はなく，有症状者と比較しても，それとほぼ変わらない頻度で存在する可能性はあるようです[2]．一方，未治療 HIV 感染者で CD4 数 100 未満の高度免疫不全者では，皮疹が広範な潰瘍，痂皮となり，エムポックスを想起できない場合もあるようですが，死亡率が極めて高く患者の予後にかかわりますので，HIV 感染者で陰部・肛門周囲に限らず，皮疹・潰瘍・痂皮病変を見たら，必ずエムポックスを鑑別診断にあげ，速やかに検査を行う必要があります．一方，エムポックスを診断したら HIV 検査は必須です．

▶診断

　診断は水疱や膿疱の内容液や水疱蓋，膿疱上蓋などの PCR 検査で MPXV を同定することによりますが，執筆時点では検査は行政検査に限定されており，保健所に連絡する必要があります．具体的な手技・手法に関しては，前述の厚生労働省研究班のガイドラインに加えて，感染症研究所の病原体検出マニュアル（https://www.niid.go.jp/niid/images/lab-manual/monkeypox 20220805.pdf）で検体採取と保存から PCR 法まで詳細が参照可能です．水疱が保たれている場合は，水疱内容液を注射器で吸引し，水疱が自壊している場合は水疱内容液および自壊組織をスワブでぬぐい，痂皮となっている場合は痂皮を採取し，検体を提出します．非病変部で検査をする必要がある場合は，うがい液・唾液や直腸ぬぐい検体などでも検出は可能ですが，感度は低下します．

▶治療

　世界で流行する clade Ⅱb によるエムポックスは，免疫正常者であれば基本的に自然軽快するので，軽症者は対症療法のみの経過観察で，数週間から 1 か月前後で皮膚・粘膜病変は回復します．MPXV への特異的な治療薬はありませんが，天然痘ウイルスなどのオルソポックスウイルスに対して活性があるテコビリマットが，臨床的に最も多く使用されています．現時点ではランダム化比較試験による有効性は示されておらず，世界各国でも制限付きの使用に限定され，国内でも一般医療としての使用は現時点ではできません．薬理機序は，ウイルス粒子（mature virus）が envelop（外側の膜，外殻）に包まれ完成体になるステップを阻害しますが，envelop 化しない状態でも感染性・病原性はあるようで，テコビリマット使用下でもウイルス粒子自体の増殖は継続します．そのため，細胞性免疫による感染細胞の排除が重要になりますが，上述のような HIV 感染による重度の免疫不全ではこれが著しく阻害されており，テコビ

リマットの CD4 数低値の重度免疫不全者における有効性が目下の関心事項で，エビデンスが待たれます．一方，他の薬剤として mature virus が合成される前の上流のプロセスを阻害する cidofovir や細胞への取り込みが向上した brincidofovir が制限付きで海外では使用されます．重度の細胞免疫不全者では，理論上，テコビリマットとこれらの薬剤との併用を考慮すべきですが，国内でも一般的には使用できません．細胞性免疫が機能しない状況下では，テコビリマットの薬剤耐性化が懸念され，実際に免疫不全者における薬剤耐性例が報告されておりますが，薬剤耐性の項で後述します．

　重度免疫不全の未治療 HIV 感染者では，免疫再構築症候群（immune reconstitution inflammatory syndrome: IRIS）がしばしば問題となりますが，エムポックスにおけるその影響は不明です．IRIS とは抗 HIV 療法（antiretroviral therapy: ART）により免疫機能が改善する際に，病原体（抗原）に免疫が反応して激しい炎症が引き起こされるもので，HIV 診療では一般的に認められる現象です．病原体が多いほど，IRIS は激しくなるため，中枢神経などの日和見感染症では，日和見感染症の治療を先行し抗原量を減らした後に，ART を開始することもあります．エムポックスでは，上述のように，テコビリマットによる mature virus の増殖抑制が期待できなければ，ART の遅延はエムポックス自身の進行と IRIS の悪化をきたす可能性があり，速やかな ART の開始が合理的です．現時点ではエビデンスは不十分ですが，上述の理屈からすれば，ART の早期開始が推奨されると思います．また，IRIS ではしばしばステロイドを用い過度な免疫反応にブレーキを掛けますが，エムポックスにおけるその有効性は不明です．IRIS におけるステロイドの使用は，用量と使用期間で個別のマネージメントが求められ，正確なエビデンスが出にくい領域ですが，IRIS におけるステロイドに使用には，ケースバイケースの判断が求められます．

▶薬剤耐性

　MPXV は DNA ウイルスで，レトロウイルス（HIV など）や RNA ウイルス（新型コロナウイルスなど）と比較すると薬剤耐性の発生頻度は低いと考えられますが，免疫不全者において，テコビリマットの薬剤耐性例が報告されています．上述の理屈から，細胞免疫による感染細胞の除去がなければ，テコビリマットの曝露量・期間の長さによって，耐性変異獲得の確率が増加することが想定されます．HIV の ART であれば，3 剤を組み合わせることで薬剤耐性の出現を防ぎますが，免疫不全のエムポックス症例でも，抗 MPVX 薬の多剤

併用が必要な可能性が高いです．実際の薬剤耐性に関して，米国からの報告では，テコビリマットの治療を受けていないルーティンのサーベイランス検体では，ほとんどテコビリマットの薬剤耐性は認められていません[3]．一方，68症例128検体のうち，46症例96検体で表現型によるテコビリマット耐性が認められ，その多くが高度免疫不全者で複数回のテコビリマット治療を受けているとのことで，このような症例では薬剤耐性が懸念されます．このように，未治療HIV感染者でのエムポックス患者の治療は困難が予想され，エムポックスの早期診断が必須であり，特にHIV感染者の免疫不全者では見逃してはいけない疾患で，皮疹・粘膜診・潰瘍の鑑別疾患として重要です．診断の項でも述べましたが，エムポックスの検査アクセス制限の早急な改善が求められます．

▶予防・疫学

　世界の疫学を見ると，2022年5月以降アフリカ以外の世界各国に急速に拡大し，2023年11月末時点で116か国で92783名のMPXV感染が確認され，171名が死亡しています（死亡率0.18%）．世界的な流行の中心だった欧米の感染者数は2022年8月頃に感染ピークを迎え収束に向かいますが，アジアでは2023年1月頃より遅れて流行し始め，同年内にピークアウトしつつあります．現時点の世界の疫学で注目されるのが，流行がいったん終息した欧米で，人畜共通感染症だったMPXVの人−人感染の連鎖が止まらず，わずかに再上昇の傾向が示唆されることです．

　MPXVは天然痘ウイルスの類縁であり天然痘ワクチンが有効と考えられ，modified vaccinia Ankara株（MVA）の弱毒化生ワクチンであるJYN-NEOS（国内未承認）の2回接種により7割程度の感染予防効果が明らかになっています[4]．欧米では，MSMなどの高リスク者を中心にMVAワクチンの接種が進みました．とはいえ，欧米におけるエムポックスの流行はワクチン接種前にピークを迎えており，流行終息は高リスク者集団のネットワーク内で速やかに感染が進み集団免疫が形成されたという"network immunity仮説"を，ピークアウトの理由とする報告もあります[5]．これは臨床現場での観察と合致しており，実際に高リスク者を見ている専門家の実感を数理モデルで的確に表現していると思います．もちろん，エムポックスの再流行の阻止には，ワクチンが重要な役割を担いますので，エムポックスのワクチン接種が普及していない国内での，今後の動向が注視されます．国内では2023年1月から感染者は増加し3~4月頃をピークに自然収束していますが，人−人感染は低い

レベルで継続している模様で，2023年末で計233例が確認されています.

　海外および国内でエムポックスが再上昇するか，人–人感染が定着するかの判断材料となる知見として，ワクチン接種後のブレイクスルー感染と既感染者の再感染が注目されています. 前者に関しては，MVAワクチンの接種6か月後に中和活性の急速な低下が報告され[6]，実際，2023年3〜6月（米国における大規模ワクチン接種から半年ほど経過しています）にシカゴで発生したクラスター感染において40例中22例がMVAワクチンを2回接種していたことが明らかになっています[7]. 後者に関しては，9か国の既感染者またはワクチン接種者のうち37名が後に感染し，うち29名がワクチン2回接種後，7名が再感染，1名がワクチン接種および感染後であると報告されています[8]. 再感染者の症状は軽微と報告されていますが，天然痘のような終生免疫には至らず，エムポックスはワクチンで根絶できない可能性があります.

　このような新たなエビデンスが世界にインパクトを与えていますが，現時点で，最も懸念されていることは，致死率の高いclade Iがアフリカですでに人–人感染している可能性があるということです. 前述の通りエムポックスは人畜共通感染症で，動物から人に感染した後，人から人への感染の連鎖は速やかに途絶すると考えられてきました. しかし，近年の研究によれば，致死率が高いclade Iが流行しているコンゴ民主共和国において，性感染症による感染が広まっている可能性が報告されています[9]. 死亡者も増えているようですが，検査・診断体制が不十分な同国においては，その実態はいまだ明らかではありません.

　さらに衝撃的なのは，ナイジェリアで流行するMPXV clade IIbの株の遺伝子学的研究で，これによれば，同国では以前よりMPXVの持続した人–人感染が既に成立していたとのことです[10]. 研究内容を簡単に説明すると，APOBEC3デアミナーゼという抗ウイルス活性を有する酵素がウイルスに特徴的な遺伝子変異を起こし，人と他の哺乳類でAPOBEC3デアミナーゼの種類数が異なるのですが（人で7種，げっ歯類で1種），APOBEC3由来の遺伝子変異の頻度・多様性を同国のMPXVサンプルで経時的に調べています. げっ歯類間でのみ感染が持続していれば年間1個の核酸変異に収まるのに対し，実際は，3〜4年で42個の変異が認められ，統計学的に見て人–人感染が疑われ，試算によれば，その起源は少なくとも2016年に遡れるようです.

　これらの研究が示唆することは，世界の流行の中心はMSMですが，アフリカでの人–人感染がヘテロセクシャル男女で性感染症として一部で広がっている可能性も否定できないことです. 現行のアフリカ以外での流行は最も致死率

の低い clade Ⅱb によるもので，致死率の高い clade Ⅰは幸い確認されていません．症状がマイルドな clade Ⅱb だからこそ，世界的に流行したと考えられますが，同時に，clade Ⅱb だからこそ，ナイジェリアで人−人感染が以前より成立しており MSM のコミュニティーにそれが偶然入り込んだ，ということでしょう．一方，コンゴ民主共和国のように検査・サーベイランス体制が不十分な状況では，致死率 10% に及ぶ clade Ⅰであってもヘテロセクシャル男女における性感染症として流行する可能性があるということは，公衆衛生の教訓になります．性感染症が致死的になり得るのは，HIV や先天梅毒でも同様であり，性感染症対策の優先度を上げることは喫緊の課題です．

　エムポックスの早期診断が患者の予後にも公衆衛生学的にも極めて重要であり，医療者・当事者の知識の向上および有症状者の検査のアクセスを改善する必要があります．特に，執筆時点では検査は行政検査に限定されていますが，疑い症例への検査を一般医療に開放することにより，医療従事者のエムポックスの認知度も自ずと高まるでしょう．本書では，性感染症における無症候性感染の重要性を一貫して主張してきましたが，無症候性の MPXV 感染のスクリーニングをすべきかといえば，執筆時点での国内での確定診断例は 200 名程度とわずかであること，検査が皮疹等の病変部の PCR 検査であることを考慮すれば，無症候者のスクリーニングは非効率でしょう．むしろ，現在，行政検査に制限されている有症状者の検査へのアクセスを改善し，感染者からの曝露者に対する情報提供と感染予防を促進することにリソースを注ぐほうが合理的です．

■参考文献

1）Lancet. 2023 Mar 18; 401（10380): 939-949.
2）Emerg Infect Dis. 2023 Sep; 29（9): 1872-1876.
3）Emerg Infect Dis. 2023 Dec; 29（12): 2426-2432.
4）N Engl J Med. 2023 Sep 21; 389（12): 1147-1148.
5）J Infect Dis. 2024 Jan 12; 229（1): 59-63.
6）Lancet Infect Dis. 2023 Nov; 23（11): e455-e456.
7）MMWR Morb Mortal Wkly Rep. 2023 Jun 23; 72（25): 696-698.
8）Lancet Infect Dis. 2024 Jan; 24（1): 57-64.
9）Emerg Infect Dis. 2024 Jan; 30（1): 172-176.
10）Science. 2023 Nov 3; 382（6670): 595-600.

　本章では，今までの性の健康，性感染症の知見を踏まえて，性の健康の増進に向けた具体的な対策について議論します．はじめに，性の健康の考え方の具体的対策における位置づけ・スタンスを明確にし，次に対策の基本となる教育・情報提供，検査，治療・予防について議論します．

1 性の健康増進に向けた基本的な考え方

　はじめに，性の健康の基本的な考え方について復習すると，医学的な側面としては，性感染症の多くは無症状なので，高リスク者では当事者の自発的・主体的な検査が対策上必須となり，性の健康（性感染症の知識も含む）の情報と検査への当事者のアクセスを保障しなければならない，と要約できます．一方，人権的な側面として，gender 間の平等，性暴力の根絶，幸福（well-being）も含めた性の権利は，基本的人権に含まれるものとして尊重されなければならず，性にまつわる事柄は negative なものとして遠ざけるのでなく positive な権利として擁護されなければならない，ということで，当事者の主体的な意志が重視されます．

　性の健康は，近年国内でも目にすることの多い SDG（国連総会で採択された持続可能な開発目標）の 17 の目標のうちの，3. 全ての人に健康と福祉を，5. ジェンダー平等の実現，などで目標を共有しています．例えば，SDG の具体的指標 3.7 の「2030 年までに，家族計画，情報・教育及び性と生殖に関する健康の国家戦略・計画への組み入れを含む，性と生殖に関する保健サービスをすべての人々が利用できるようにする」にもあるように，性に関する情報提供の重要性は各国の国家目標として重視されており，ここでも当事者の情報へのアクセスの権利，それに基づく主体的な意思決定が必須になります．

▶当事者の主体性の重要性

　このような当事者の主体性を重視する立場からは，従来，根強かったパターナリズム的な上からの目線での非当事者の価値観を強要する態度を改める必要

があり，そうすることで，性に関するサービスへのアクセス改善も期待されます．一方，当事者の主体性を重視する観点から safer sex の指導を考えると，まずは正しい性の健康に関する十分な情報提供のもとに，当事者が主体的な選択をすべきで，それを強制すべきではない（現実的にはもちろん強制できませんが），ということが言えると思います．極論に聞こえるかもしれませんが，健康・疾病などに関する個人の主義・主張・態度は，"do no harm"（他者に危害を加えない，平たく言うと，他人に迷惑をかけない）の原則に則った上で，各自の自由です．ただし，ここでその自由の前提となるのは，正しい情報を持ったうえで，個人が主体的に意思決定をするということで，正しい情報への公正なアクセスが前提になるのは，性の健康などを含めた医学に限らず，民主的で自由な政治・経済活動でも同じでしょう．正しい情報を持って，当事者が公衆衛生学的に適正な行動（safer sex や自発的な検査受検など）を取ることで，性の健康を主体的に守る，というのが本書で繰り返してきたテーマです．

　ところで，主体性・自由に即して言えば，不健康になる権利（いわゆる愚行権）も，他者の迷惑にならない範疇において自由である，というのが自由論のよくあるトピックです．例えば，喫煙で見るように，副流煙などで他者に危害を与えなければ，喫煙は各自の自由でありその権利も認められるべきでしょう．性の健康の考え方で強調すべき点として，これが健康を強要するものではないということは，今までの議論からも明らかだと思います．健康を強要することは，本書で批判してきたパターナリズム的な考えであり，病気になった場合に疎外感を感じさせたり，病気に対してスティグマが生じたりと，性の健康の目指すものと真逆の結果になりかねません．大げさに言えば，このように健康を上から強要すれば，優生学的な思想と地続きと考えられる可能性もありますが，もちろん，性の健康は，当事者の主体性を重視する全く別の立場です．

　一方で，喫煙している方では，当初から正しい知識を持って主体的に喫煙を始めたかといえば，周囲・時代の雰囲気に流されて喫煙し始め，依存的にやめられない方が多いのを診療現場で実感します．性に関する事柄だけでなく，喫煙でも，食事，運動，睡眠などに関する不健康な習慣でも，説得力のある正しい情報提供があれば，一定数の方では健康的な習慣を選択していた可能性があり，やはり，若いうちからの情報提供が有効でしょう．繰り返しになりますが，性の健康に関する情報を知りたい，知っておきたかったという方は，特に若い世代で非常に多く，主体的に自分を守るための情報へのアクセスは権利であり性教育を阻害する試みは人権の侵害である，という考えが普及しなければなりません．

▶性の健康とエビデンス

　前述の，他者に危害を加えない範囲での当事者の自由に関して，「他者への危害」がどこまでを指すのか判断が難しい場合があります．感染症で言えば，例えば結核は空気感染するので，過去のエビデンスから，排菌している結核感染者を放置するのは公衆衛生学的問題であり他者への危害となることが明らかなため，法律で隔離措置が取られるように，対応は極めて明快です．一方，近年の新型コロナウイルス感染症に関しては，当初，エビデンスがない状況で未知の感染症の脅威に対処するため，ある程度の行動制限の措置が実施されたのは記憶に新しいところで，エビデンスが不十分な状況で難しい決断が下されました．国内でも徐々に新しいエビデンスが蓄積されて感染対策が修正されていった過程は，公衆衛生対策における透明性のあるプロセスに基づいたエビデンスの適切なアップデートと対策への適用およびその情報公開の重要性と課題を浮き彫りにしました．性の健康の考え方でも，他者への感染が常に問題にはなりますが，行動制限などの措置ではなく，情報へのアクセスと当事者の主体性が根幹にあり，エビデンスのアップデートとそれに基づいた正しく迅速な情報提供が必須です．

　性感染症に関する研究は，近年，急速に進歩・変化しており激変の時期に来ています．もともと，性感染症は研究が他領域ほど活発ではありませんでしたが，HIV 感染症が出現し，その対策に未曽有の規模のリソースが投入され研究が急速に進んだのに伴い，付随する性感染症に関しても知見が豊富に得られるようになりました．特に，HIV 予防の PrEP に関する研究が進み性感染症の知識・エビデンスがここ 10 年で大幅にアップデートされ，日進月歩の状況です．本書の内容も信頼性が高くかつ最新のエビデンスを反映していますが，性感染症分野の進展は，今まででは考えられないほど目覚ましく，専門家は常に新たなエビデンスにアンテナを張る必要があります．1 章の「性の健康の考え方」で紹介した全米アカデミーズの性感染症に関する報告書では，このような状況を鑑みエビデンスのアップデートの必要性を強調しており，年に 1 回の性感染症のガイドラインのアップデートと 5 年に 1 回の包括的な見直しを提言しています[1]．国内でも，正しい情報提供のためには，最新のエビデンスを迅速に取り入れることが，性の健康の促進に欠かせません．

▶地域・集団の疫学エビデンスの重要性

　ここで述べているエビデンス（科学的根拠）とは，専門家の review（批判・

吟味）を経て採択された研究論文を主に指していますが，公的機関から報告される疫学データも含まれます．エビデンスといっても，疫学研究から，検査法，治療法，予防法に関するものまで多岐にわたります．これらはすべて重要ですが，性の健康の増進に向け，特に重要になるのは疫学的なエビデンスで，これなしには効率的で有効性のある公衆衛生対策はできません．検査・治療の有用性・有効性に関するエビデンスは一般的に汎用可能で，正しい方法論であれば地域による違いは考える必要はほとんどありませんが（地域の AMR の状況によって治療効果は異なりますが，これは疫学的な差異です），疫学情報は地域差が大きく，その違いに着目する必要があります．

　もちろん，新型コロナやエムポックス（旧サル痘）などの流行のように海外の疫学データが国内でのスクリーニング体制の準備・確立に有用です．梅毒などの世界的な流行も国内と類似した傾向を示しており，各国の取り組みが参考になります．とはいえ，国内の地域の疫学的な特徴を反映した地域の対策が有効性のある取り組みには必須であり（例えば，都心部と地方での状況は異なるでしょう），地域の疫学状況を速やかに把握する体制が必要です．これに関して，5 類の全数届け出疾患である梅毒では，国や自治体が，感染者の性風俗の利用・従事の情報を届け出の項目に加えたり，最近では，出会い系等のさらに詳細な情報を項目に取り入れて情報を得る工夫をしています．とはいえ，全数届出疾患でない性感染症ではそのような疫学データは利用できませんし，一般的に，報告される診断症例は氷山の一角であり，高リスク集団とは具体的にどのようなものか特定することが重要であり，その集団の実態に迫る疫学情報のエビデンスが求められます．これに関しては，**4.3 検査**の項で論じたいと思います．このような疫学から治療まで日々変化するエビデンスを柔軟かつ迅速に取り入れ，対策を立案することが性の健康を担う専門家の重要な役割です．

▶トップダウン的アプローチの役割とパターナリズムの問題点

　アップデートされた正しいエビデンスを当事者に公正に情報提供し，個人の判断に基づいて行動することで，性の健康の増進を目指す，というボトムアップ中心のやり方で急増する梅毒をはじめとする性感染症に対処できるのか，と疑問に思う方もいるかもしれません．本書では性の健康に関してボトムアップ的アプローチをかなり強調してきましたが，トップダウン的なアプローチの役割も重要です．本項では，トップダウンとボトムアップ的な性感染症対策のアプローチに関して，概観したいと思います．結論から言うと，性の健康の推進に際して，トップダウンとボトムアップ的なアプローチは相補的なもので，対

立するものではなく，地域・状況・エビデンスに応じて，その比率を最適なものに柔軟に変化させていくべきです．

トップダウン的なアプローチは，強いリーダーシップがあれば速やかな意思決定が可能となり，新型コロナウイルス感染初期のような緊急事態で効果的です．性の健康の推進にも重要な役割があり，特に，アップデートされたエビデンスの政策決定への柔軟かつ迅速な活用で効果が発揮できます．当事者への正しい情報の基盤となるエビデンスを発信したり，全米アカデミーズのように性感染症対策の具体的な方向性を提言することは，性の健康を促進するのに極めて重要な役割を果たすでしょう．当然ですが有益かつ効果的なトップダウン的アプローチの前提として，政策やガイドライン作成に携わる者がエビデンスに基づいて合理的に意思決定することが不可欠です．

この点で，トップダウン的なアプローチと重なるパターナリズムが時として性の健康を阻害する問題を考える上でも，エビデンス重視の有無がポイントになると思います．パターナリズムは，情報や立場の非対称な関係，例えば，医者と患者間などで，弱い立場の者の利益だとして，強い立場の者が，弱い立場の者の意思を問わずに干渉することを指し，強い・弱い，直接的・間接的なパターナリズムなどと区別されます．強いパターナリズムとは，合理的に判断能力がないとされる子供などでなく，合理的な判断能力がある成人に対して適応されるもので，一方，間接的パターナリズムは，介入を受ける者と影響を被る者が異なる場合です．本書で一貫して批判してきた"性が乱れる，寝た子を起こすな"といった性教育を妨げる動きは，弱い，間接的なパターナリズムといっていいでしょう．一般的に批判されるのは合理的な判断が可能な者を対象とした強いパターナリズムですが，この場合，未成年を対象とした弱いパターナリズムだとしても，当事者にニーズがある自らを守るための手段を非当事者が取り上げていいのか，そもそも未成年は合理的な判断ができないのか，と個人的には思います．それに加えて決定的な問題は，このような動きがエビデンス・科学的根拠のない情緒的なものだということです．トップダウン的アプローチには，当事者の意思決定を促進し，当事者の利益に資するエビデンスに基づいたものであることが前提で，主体性を重視する性の健康の領域では，当事者のボトムアップからの声を尊重しトップダウンのアプローチに取り入れることが不可欠です．

▶拡大するボトムアップ的アプローチの担い手と トップダウン的アプローチとの連携

　一方，性の健康で果たす役割が大きいボトムアップ的アプローチの利点としては，多様な当事者のニーズや現場の提案が活用され，創意工夫に溢れた取り組みが可能になることがあります．また，行政などが動けない・動かないような状況でも，ボトムアップ的な取り組みは小回りが利いて，速やかに状況に変化して対応できる利点があります．一般的に，意思決定はトップダウンが早く，ボトムアップでは遅いと言われますが，小回りの利く組織であれば，当事者のニーズとエビデンスの変化への速やかな対応が可能です．最近の例としては，**3.6 HIV** の項で触れましたが，海外では標準的な予防法となっている HIV 予防の PrEP で，トップダウン的なアプローチの遅れ・不在を補うように，複数の民間のクリニックが海外の状況・エビデンスを察知し，当事者のニーズに応え，安価なジェネリック薬の処方を開始していることは，注目に値します．

　ここで画期的なことは，日本では従来，行政が決めたことに現場が従う（行政が認めていないことを現場がやってはいけない）という考え方が一般的だったのに対し，行政に先駆けて，性の健康を推進する動きがボトムアップ的に現場から現れたということです．行政も人的資源で限界がありますから，全てを行政だけに任せるという国内で根強いお任せの依存体質からの脱却は，変化が目まぐるしい性の健康の領域では一層重要です．NGO などのような非政府組織が政府を補完するように，性の健康においても，行政の手の届かない領域で現場レベルからボトムアップ的に貢献し，そこで新たなエビデンスが生成し，トップダウン型のアプローチに柔軟かつ速やかに活用・採用されるプロセスが大きな役割を果たすでしょう．

　もう一つ画期的なことは，医療者側はどちらかといえば，パターナリズム的，トップダウン的な文脈で言及されることが多いですが，国内での PrEP 処方クリニックのケースでは，クリニックが当事者に近い立場として貢献していることです．通常，性の健康のボトムアップ的な担い手として想定される当事者自身や，包括的な性教育の取り組みをする方々に加えて，クリニックがそのような担い手のすそ野を広げていく動きは，性の健康を強く推し進める原動力になります．将来的には，全米アカデミーズの提言のように，性の健康サービスの担い手の裾野を性感染症の枠を超えプライマリー医・総合診療医・家庭医などに広げることが，国内における性の健康推進の目指す方向になるでしょう．

　最後に，トップダウンとボトムアップ的アプローチをうまく機能させるには，

相互の連携が欠かせません．トップとボトムが直接つながれれば理想ですが，両者の結節点として，学会等の学術団体やコミュニティーの代表組織が中間団体として機能することも重要です．

■参考文献

1) National Academies of Sciences, Engineering, and Medicine. Sexually transmitted infections: adopting a sexual health paradigm. Washington D.C: National Academies Press; 2021.

JCOPY 498-02152

2 性の健康の情報提供・教育

性の健康の考え方を普及させる方法・手段は，当事者への情報提供・性教育や医療・公衆衛生従事者への情報提供・医学教育など多岐にわたります．性教育は広範な領域であり本書では詳述できませんが，本項では，主に，性の健康の担い手と増やすための医療者への教育などを中心に議論します．

▶ エビデンスに基づいた科学としての性教育

近年，世界的に取り組まれている包括的性教育（性行動だけでなく人との関係性や権利なども含んだ幅広い教育）などをメディアでも取り上げる頻度が増え，多くの取り組みがボトムアップで進んでいるのは性の健康の推進に向けた心強い動きです．特に，若い世代の取り組みが多いことからは当事者のニーズの高さがうかがわれます．性教育なども含めた政策を決定するのは，主に高年齢層ですが，この世代は非当事者であり，性の健康のような新規の考え方には若い世代より疎い可能性が高いです．このような世代が意思決定を行うことは非合理的であり，当事者が意思決定に参加できるようにすることは，性の健康を推進するうえで不可欠です．

また，性教育の枠組みに関しても，海外同様，生物科学（ヒトも含めた）というサイエンスの一環として，またはエビデンスに基づいた科学としての健康教育の一環として性の領域も取り扱われるべきでしょう．順番としても，例えば，生物の学習で脊椎動物を大まかに分類して広く学ぶよりも，ヒトに関するシステマティックで実利的な生物科目（簡単にかみ砕いた初等医学）から教育を始め，ヒトから派生して他の動物・生物などに学びを広げその違いを理解していった方が，当事者にとって興味深くかつ役に立つものになると思います（医師としての偏った意見かもしれません）．高校で生物を選択すればある程度深い内容を学べるようですが選択科目であり，やはり，理科・保健・家庭の科目をバラバラにするのでなく，義務教育として早い段階から統合したヒトの健康科学を進めていくべきだと思います．

その中で，性に関しても，科学としての健康教育を学ぶという流れにすべき

でしょう．また，最新科学に基づいた健康教育は，性の領域だけでなく重要であり，喫煙や，食事，運動，睡眠，ストレスなどに関する生活習慣に関しても，子供のころから科学的・システマティックに情報提供して，セルフケアを促すことにより，非感染性疾患（いわゆる生活習慣病）を減らす試みが必要です．このような教育を授業参観として，親の世代にもアップデートされた情報を提供するなども考えられますが，いずれにしても予防の介入は早期の教育から始めることが肝心です．

　また，学校での性教育を超えて，ボトムアップで性教育，性の情報を発信する個人，団体は増えているので，そのような取り組みと，行政・自治体や学術団体，コミュニティーなどの中間団体がさらなる連携を図ることで，性の健康の情報提供が進むでしょう．特に，自発的な性感染症の検査事業を実施する保健所や検査場が，ボトムアップの性の情報の発信者と連携することで，情報提供と検査を同時に推進でき，トップダウン的に性教育の情報の内容を精査し保証することで，玉石混交の雑多な性の情報から正しい情報を当事者が取捨選択するために有用なものになります．

▶医療現場におけるセルフケアと性の健康の普及

　性の健康の考え方は，主体的に自らを守るという点で，プライマリーケアにおける疾患ケア概念の基本となるセルフケアと同じものです．WHO が推し進めるセルフケア提唱の流れが，そもそも性の健康や性と生殖に関する健康と権利で導入された概念を性の領域を超えて拡大したという経緯があるので，同じなのは当然ですが，いわゆる生活習慣病や高齢化に伴う健康問題に対処することが期待される概念で，プライマリーケアや家庭医の領域では受診勧告などとの関連で捉えられることの多い考え方でしょう．また，セルフケアは，国内では産業医などのメンタルヘルスのケアに関するものとして目にする機会が多いかもしれません．もちろん，この概念はメンタルヘルスに留まらず，成人は自らの健康を維持するために自らをケアする権利および責任をもつ，ということで，生活習慣に注意を払うなど自己管理を重視します．WHO は 2021 年に「WHO Consolidated Guideline on Self-Care Interventions for Health（健康のためのセルフケアの実施に関する WHO 統合ガイドライン）」を発表し[1]，2022 年に改訂が加えられ新ガイドライン「WHO Guideline on Self-Care Interventions for Health and Well-Being（健康とウェルビーイングのためのセルフケアの実施に関する WHO ガイドライン）」として新たに発表しています[2]．

セルフケアが世界的に注目される背景には医療費の世界的な高騰などもあり，非感染性疾患である生活習慣が関与する高血圧，糖尿病，脂質異常症なども無症状であり，かつ，自らの生活習慣の改善で多くは予防可能なので，医療機関にかかる前の自身の知識・行動により予後を改善できるという考えに基づいています．近年では，一般的なセルフケアに加えて，血圧，血糖値，コレステロール値などの検査や検診結果などと組み合わせて，より客観的に健康状態を把握して自らを守る取り組みなどもあり，自発的な検査を重視する性の健康の考え方と内容は同じです．

1章「性の健康（sexual health）について」でも述べたように，全米アカデミーズが性の健康を担う医療従事者のプイマリーケア医療などへの拡充を提言していますが[3]，上述のようにプライマリーケア領域でセルフケアの考えが重視される状況で，性の健康の考え方もなじみのあるものとして普及できるでしょう．プライマリー医療の医療従事者に性の健康の教育を普及する場合は，現時点では認知度が低いので，セルフケア概念の教育の一環として進めるとより普及しやすいかもしれません．

基本的に，全人口の大部分が年に1回は医療機関を受診するので，プライマリー診療現場での受診をきっかけに，性の健康を進めていくというのが，全米アカデミーズの提言でした．具体的には，ルーティンの問診に性に関する項目を加えたり，必要であれば梅毒などの検査を推奨するなどがあります．胎児の予後や妊孕性にも影響を与える極めて重大な問題である性感染症に真剣に取り組むためには，国内でも長期的には同様の方向性を目指すことが必要で，国内のセルフケアを進める動きに合わせれば，性の健康は幅広い対象を巻き込んで推進するでしょう．この場合，若い世代では性の健康のセルフケアを，年配の世代では生活習慣病のセルフケアを重点的に進めるなどのように効率的にバランスを取って，性の健康を推進することが期待できます．梅毒も生活習慣病もどちらも大きな社会問題であることからは，主体的に自らを守るセルフケアを臨機応変に世代毎に使い分ける戦略で，性の健康を当事者に普及することに加え，医療従事者の裾野を広げることも一つの選択肢です．

また，性の健康の担い手の拡充に関して，性感染症の専門医以外の医師に裾野を広げることに加え，職種として医師以外にも裾野を広げることが不可欠だと前述の報告書で提言されています．国内における予防対策では，世界に誇れる保健所システムが重要な役割を担っています．セルフケアとも関連する業務内容であり，性の健康の推進の担い手として，保健師などが極めて重要な役割を果たします．クリニック・病院の外来では看護師が，薬局では薬剤師が，セ

ルフケアの重要な担い手です．医学教育や看護教育でどちらかといえば軽視されてきた性感染症の教育の一層の充実化が重要ですが，長期的には，性感染症という疾患・病気の枠組みを越えて，性の健康およびセルフケアの枠組みとして教育を進めていくことが重要です．このような潜在的な担い手への教育とさらなる体制拡充のための医療資源の投資が予防医学を進展させる鍵となります．

■参考文献
1) WHO. WHO Consolidated Guideline on Self-Care Interventions for Health. 2021.
2) WHO. WHO Guideline on Self-Care Interventions for Health and Well-Being. 2022.
3) National Academies of Sciences, Engineering, and Medicine. Sexually transmitted infections: adopting a sexual health paradigm. Washington D.C: National Academies Press; 2021.

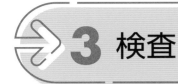

3 検査

　性の健康の推進において，検査体制の確立は最重要な課題と言っても過言ではなく，特に無症状感染者の自発的な検査の拡充が鍵となります．適切な検査の普及は早期に感染者を診断し・治療するために必須ですが，それに加えて，検査から得られたデータ・情報をもとに地域や集団の疫学的エビデンスを明らかにし，より有効な対策へとかじ取りするためにも重要です．本項では，性感染症の検査を HIV，梅毒，淋菌・クラミジアの個別の性感染症を例にとり，具体的な検査法から検査体制にわたり提言を行います．

▶検査の現状の枠組み

　はじめに，性感染症の検査体制に関して，海外では性感染症の検査を無料で実施していることが多く，大都市では規模が充実しています．国内でも，主に保健所がその役割を担って，匿名の HIV 検査に加えて，場所によっては，梅毒，淋菌・クラミジアの検査を提供しています．地域や状況によっては，多岐にわたる業務の負担から，充分な検査を提供できなかったり，新型コロナウイルス感染症の流行時期には HIV 等の検査事業の中止を余儀なくされる状況もありました．今後も新興感染症のパンデミックは起こり得るので，日本の誇れる保健所のネットワークと蓄積された専門的知見のハード・ソフト両面のインフラストラクチャーはそのような将来の新興感染対応でも有用です．危機的状況に応じて，民間との協調から事業委託などレジリエントな対応が求められるかもしれませんが，根本的な機能は長期的観点からも維持すべきです．

　このような無料検査に加えて，従来，泌尿器科，産婦人科，皮膚科などでは，有症状者などを中心とした保険診療による性感染症検査が実施されてきました．保険診療ですので，比較的アクセスしやすい検査の提供が可能ですが，性の健康の推進で対象とすべき無症状の高リスク者の多くでは，日本の保険制度上は，このような枠組みでの検査が難しい場合があります．

　近年では，国内の大都市を中心に，自費診療の性感染症のクリニックが急増し，症状の有無にかかわらない融通の利く検査を健康保険外で実施しており，

当事者のニーズの高さもあり，検査数，診断数に占める割合は増加しています．また，郵送検査・自宅検査は，特に，新型コロナウイルス感染症の流行期を受けて，その役割が海外で注目されていますが，国内でも自費検査として，存在感を示しています．これらの自費検査の枠組みは，無症候の高リスク者への対応が可能である反面，利用者は急増しているものの，高額であることが多くアクセスに制限があることが課題です．

　本項では，上記のように検査体制を費用的アクセス面から高額検査，低額検査，無料検査の３つに大別する枠組みと，検査の方法（施設での検査，郵送検査・self-test かなど）の枠組みで大まかに分類して議論していきます 表16 ．現状では，行政による匿名の無料検査の体制を基礎として，低額検査として，従来からの金銭的にアクセスしやすい保険診療による検査があります．しかし，健康保険診療では家族にばれるなど心理的にハードルが高いと感じる当事者もおり，近年では，都市部を中心として，高額検査となる自費診療クリニックが，匿名性・利便性が高く心理的なアクセスのしやすさから，高額な検査にもかかわらず利用者が急増している状況です．無料検査では財源に限界があり，高額な自費検査も当事者の金銭的なアクセス制限がある一方，近年，ボトムアップ的アプローチとして，③の自費クリニックなどでも，実質的にソーシャルビジネスとして，アクセスしやすい低価格な検査を提供し，高額検査から低額検査体制に近づく試みが広がっており，性の健康での将来的な役割が期待されます．これらのおおまかな３つの検査体制の枠組みの配分・バランスを地域・状況・エビデンスに応じて最適化させていき，地域の個別の取り組みと成果を互いに参考にして，地域のモデルを発展していくのが理想です．以下では，このような取り組みも含めて，上述の枠組み別の検査の現状の問題点や展望について概説します．

表16 現状の国内の HIV・性感染症の検査体制

	内容	検査方法	負担者	匿名性
①無料検査	保健所，自治体の検査事業	施設	公費（国，自治体）	高
②低額検査	保険診療クリニック	施設	公費（保険診療）当事者	低
③高額検査	自費診療クリニック	施設郵送・self-test	当事者	高

JCOPY 498-02152

▶無料検査: HIV・梅毒の検査対象の疫学情報に基づいた明確化・最適化

性感染症の各病原体の各論で疫学に触れたように，HIV の新規感染者数は 2023 年に微増していますが，ここ 10 年の大きなトレンドは明らかな減少傾向を示しており，これは世界的な傾向と一致しています．新型コロナの影響による公的な無料検査の検査数の減少が指摘されますが，コロナ以前より，明らかな新規感染者数の減少傾向は続いており，啓発，検査，治療，予防の combination prevention の成果と言ってよいでしょう．保健所，自治体の検査施設の検査数が新型コロナにより減少しているのは確かですが，ボトムアップ的な民間クリニックの検査数に関して言えば，PrEP 処方数の急増に伴い，実質的な高リスク者である MSM を的確にとらえた検査数は確実に増加しています．

一方，都内における従来の保健所や都などの自治体の運営する HIV の検査事業に関して言えば，予約が取れないなど一見すると提供数が足りない印象がありますが，リスクがほとんど無視できるヘテロセクシャル男女も多く受検しており，実質的な高リスク者の効率的な検査受検が課題です．また，大都市圏の検査事業などでは，特定時期に淋菌・クラミジアなどの検査を追加提供すると，その期間は HIV の低リスク者の受検が増加し，その結果，MSM の検査件数が減少するなど，本来の目的である HIV の診断数自体が低下することも問題となります．現在の HIV 検査総数と実質的に検査を優先的に受けるべき高リスク層の規模からすれば，一部地域では検査数が足りないところはあるかもしれませんが，全体的には供給が著しく不足しているというより，高リスク者への検査の適切な分配と PrEP などの予防と検査の対策の連携の方が現実的な課題であると言えるでしょう．

疫学的に優先すべき検査対象に集中した取り組みに対して，税の公平性などを理由にした特定集団への介入に対する批判を目にしますが，HIV の新規感染の削減を目的に配分された財源であることを考慮すれば，"公平性"を持ち出すのはナンセンスで，目的遂行のために効果的に資源を活用すべきです．また，HIV と梅毒のセット検査が増えており，HIV および梅毒のリスク集団である MSM の公衆衛生学的対策に大きく貢献していますが，梅毒が急増しているものの HIV のリスクは依然低いヘテロセクシャル男女に関しても，一律に HIV 検査をセットにするのは費用対効果も低くなります．MSM を主な対象とした HIV・梅毒のルーティン検査に他の性感染症検査を必要に応じて追加する，ヘテロセクシャル男女を主な対象とした梅毒や淋菌・クラミジアのルーティン検

査に HIV 検査を必要に応じて追加する，などのような，メリハリのある検査事業の展開によって対象者の差別化を図ることも，大都市圏では検査の非効率な配分を是正します．

　検査対象でセクシャリティーを限定しなくても，例えば，保健所および自治体検査における実績としてセクシャリティー毎の HIV（東京の MSM で 3％弱，ヘテロセクシャル男女ではかなりの検査数に関わらずほぼ 0 でしょう）のリスク（例えば何倍リスクが高いかなど）をより直接的に明示するなどして，明確なメッセージを届けるべきです．よく HP で記載される感染経路別割合の男性同性間性的接触 75％，その他 25％などというデータは MSM がリスクだというメッセージも込められて無難かもしれませんが，ヘテロセクシャルにも十分に感染の可能性があるとミスリーディングさせます．正確なリスクを知り当事者が主体的にどの検査をどこの施設で受けるべきか判断する目安になり，受検者層をある程度誘導できます．性の健康の考え方からも，当事者の主体的な参加・選択を促すことが重要で，ネットなどで検査を予約する前に何の検査をすべきか，どこで受けられるかを選択するための情報提供や，予約時の簡単なアルゴリズムでの検査の推奨など，情報提供と検査をセットで進めていくことも，適正な情報と検査提供につながります．いずれにしても，HIV の検査事業では，HIV 陽性率，MSM の受検者数と全受検者数に占める割合の指標などで目標を設定して，有効な検査事業を推進すべきです．地域によっては，トップダウンではなくボトムアップ的アプローチとして研究や検査事業をコミュニティーベースで実施しているところもあり，行政検査と連携することもあるようですが，規模や継続性が課題です．

　一方，梅毒検査の提供がヘテロセクシャル男女で十分かは検討が必要ですが，男性と比較して女性の検査数が低いのも課題です．女性限定の検査日などを設けてはいますが，都心部などの複数の行政検査が施行されている地域では，上述のように MSM，女性などをそれぞれ主な対象とする特徴的な検査施設と，セクシャリティーに関わらず幅広く対応する従来型の提供施設とで特徴を際立たせる対策なども重要になります．これにより，MSM や女性が受検しやすい環境が整備され，検査機会の増加につながるでしょう．

　また，海外での検査事業では voluntary counseling and testing（VCT）が重視され，検査前後でのカウンセリング（相談）が実施され，保健所や自治体の検査事業でも踏襲されていますが，対面式で formal な形式を好まない当事者も多く，海外ではこれを簡略化することで受検者が増えた，という事例もあるようです．施設での検査前後の公式なカウンセリングというよりネットな

どでの検査の予約前での情報提供と主体的な選択を促し，施設でのカウンセリングを簡略化することも当事者と事業者双方にメリットがあるでしょう．

▶無料検査の匿名性と疫学データとしての活用化

4.2 情報提供の項で地域の疫学的なエビデンスの重要性を論じ，本項では無料検査の疫学データの情報提供と当事者の検査受検選択への活用，事業者側のメリハリある検査オプションの提供について議論しました．疫学データとして，感染者（検査陽性者）の疫学データは公開されていますが，有病割合（検査数に占める陽性者の割合）も重要で，セクシャリティーやリスク集団毎の客観的なデータは当事者にとっても，自分のリスクを数字として把握するのに有用です．これがスティグマにつながるという意見もあるかもしれませんが，性教育の話で述べた通り，性教育も性感染症の疫学情報もエビデンスに基づいた科学として議論されるべきです．

また，有病割合だけでなく，罹患率も積極的な予防対策のための重要なデータです．HIV の領域で性感染症の研究が急速に進んだと述べましたが，抗HIV 薬による治療や PrEP による予防では当事者が 3 か月毎に来院するので，定期的な疫学情報が利用可能になったことがその理由の一つです．罹患率は，**3.6 HIV** の項でも述べましたが，性感染症などの疾病に一定期間に新規に感染する率のことで，性感染症領域では 100 人年毎の発生件数で表示することが多いです．例えば，東京の MSM のコホート研究における 2019 年頃の HIVの罹患率は，大体 3/100 人年ですが，これは 100 人の MSM の内 3 名が 1 年後に HIV に感染するリスク集団であることを意味します．大雑把に言えば，罹患率をもとにすることで，東京で PrEP を 5000 名に適切に実施できれば，理屈上は，年間 150 名の新規 HIV 感染者を予防できることになります．今までの国内の HIV 対策では具体的な数字としての予防目標の設定はしてきませんでしたが，これにより，エビデンスに基づいた新規感染者数の削減目標が設定でき，疫学的な結果に基づき対策の修正が可能になります．罹患率を算出するためには，コホート，要するに，定期的・継続的に観察できる集団が必要となります．

国内では大量な人数の HIV・梅毒の無料検査を提供してきた実績があり，定期的に受検するリピーターも MSM などの高リスク者では多いのですが，完全匿名化を金科玉条としているため，罹患率などの貴重なデータはもとよりそもそもデータの研究利用は制限されています．匿名化は重要ですが，ID を賦与することでコホート化は可能であり，例えば，豪の sexual health clinic な

どでも，電話番号と生年月日をもとに，匿名化を担保しつつ ID を賦与しています．匿名化はもちろん前提として担保すべきですが，個人情報と切り離した疫学データを公衆衛生対策・研究で公共の利益のために利用することに反対する方は，少なくとも当事者の間ではごく少数だと思います．また，自治体の検査事業では，アンケートを実施しておりその聞き取り項目は多岐にわたりますが，疫学データと合わせることで飛躍的に有効活用が進みます．セクシャリティーや金銭を介した出会い系などの情報も含めた性行動と性感染症のデータベースを用いてセクシャリティー毎に有病割合（初回検査数における陽性件数の割合）および罹患率を公衆衛生対策に活用できれば性の健康に大きく貢献します．公費で負担される無料検査の意義に関する議論は昔からありますが，検査へのアクセスの担保とともに，公共の利益として共有される疫学情報の活用にもその意義・価値はあると思います．コホート化による疫学情報の活用は間接的に当事者への利益になるだけでなく，ID 付与とそのデータの活用によって，例えば，MSM や女性 sex worker などの高リスク者では優先的に適切な検査の予約が取れるなどの措置・アルゴリズムなどを用いるなどして，検査の有効性と当事者の直接的な利益に寄与することも可能です．

　一方，現在の匿名検査の抱える弊害としては，当事者のニーズは極めて高いのに大多数の保健所，検査事業が陰性結果の診断書（簡易の陰性結果でもいいのですが）を，匿名性を理由に出していないことがあります．有料であっても希望する当事者が多いので匿名性は問題にならないですし，例えば，PrEP の開始・フォローのための検査として利用するなど，検査と予防の連携などの柔軟な運用は，検査事業の有効性・有用性を高めます．そもそも紙で検査結果を出すという考え方自体も時代遅れで，結果は web で，というのが自費診療の民間クリニックの標準であり（LINE，メールなどもあります），結果告知の方法を一般的・標準的なやり方に変えるだけで多くの問題が解決します．例えば，保健所，自治体の（即日検査ではない）通常の HIV 検査では，検査（採血）を受けた日の 1 週間後に結果を聞きに来るために，再度，検査施設に行く必要がありますが，検査結果を ID をもとに web 上で知ることができるようにすればその手間はなくなります．陰性告知を web のみにすれば陰性告知業務がなくなり，多くの人・財源が他の業務にまわし，検査事業の効率化にもつながります．陽性告知に関しても検査施設で治療をするわけではないので，告知後，病院に行くことになるので，陽性結果を web で知ってそのまま直接病院に行く選択肢を設けるのも選択肢となるでしょう．これには病院への受診率が下がるなどの批判が想定されますが，当事者の利便性はむしろ高まるので根拠はな

く，性の健康の考え方として，当事者の自主的な決定を重視すれば自然な選択です．何よりも，大きな変革をせずに無料検査の硬直的な運用を web による検査通知にするなど時代に合わせて標準化するだけで，HIV の PrEP 処方のハードルを劇的に下げ，梅毒，淋菌，クラミジアのクリニックでの治療でも利用可能となります．かねてから日本の保健体制は検査・予防と治療が分断されていることが指摘されていますが，最新の予防は PrEP などのように病院ベースで実施するため検査と予防の分断も問題になりますが，前例踏襲をやめ柔軟に運用すれば，検査と予防・治療の分断が解消されます．当事者の利便性も飛躍的に高まるので，性の健康に及ぼすインパクトは極めて大きいことは間違いありません．

　具体的な疫学情報の例として，例えば，MSM における性感染症の情報は罹患率なども含め詳細に研究されており，参考になります．世界最大規模の豪の研究（2 万人規模）で見ると，PrEP を利用する MSM における梅毒，淋菌，クラミジアの罹患率は，それぞれ，9.4/100 人年，37.8/100 人年，43.7/100 人年で[1]，東京近郊の MSM のコホート研究（2 千人規模）では，7.8/100 人年，14.3/100 人年，35.3/100 人年と，日本ではクラミジアと比較して淋菌が少ないですが，梅毒は社会問題になっているとはいえ，クラミジア，淋菌と比較するとかなり少ないのは，国内外で同様です．都内の民間クリニックにおける女性 sex worker の罹患率でも梅毒と比較してクラミジア・淋菌の感染率が高い状況は同様の傾向です．淋菌・クラミジアの無料検査が梅毒ほど定常的に実施されていない状況を見ると，適正な検査数が足りているのか，ということが疑問に上がります．もちろん，胎児に致死的な影響を与える梅毒の女性への対策と，MSM における淋菌・クラミジアの対策のインパクトは異なるので，個別の対策への重みづけは，別の議論になりますが，疫学情報が対策に有用であることがわかると思います．また，**3.1 淋菌**の項でも述べましたが，淋菌の感染部位で見ると咽頭感染が多く，先述の豪の MSM のデータでも，淋菌の感染別の罹患率を見ると，咽頭，尿，直腸別で，21/100 人年，6.8/100 人年，22.4/100 人年と咽頭感染が占める割合が高く，これは国内外で共通しており，ヘテロセクシャル男女でも当てはまります．保健所，自治体の無料検査における淋菌・クラミジア検査では，当事者の咽頭検査のニーズが極めて高いにもかかわらず，ほとんどの場合，尿検査のみに限定される状況を考慮すると，ニーズもエビデンスも置き去りにしており，有効な検査が実施されていないのが現状です．各検査施設が，前例主義にとらわれず，現場での（トップダウンでももちろんいいのですが）工夫で簡単にできる取り組みを進めることでも，性の

健康は推進します．予算に限りがあるのであれば，咽頭，尿，直腸の淋菌・クラミジア検査を混合検体で実施する 3-in-1 検査（性感染症の未解決課題 1 参照）などを応用して，ヘテロセクシャル男女であれば，尿とうがい液を混合して検査するなどの応用も選択肢でしょう．また **4.4 治療・予防**でも触れますが，国内でもすでに草の根で広がりつつある，doxycycline の PEP（性感染症の未解決課題 2 参照）などの性感染症の新たな積極的予防戦略に関しても，コホート化された性感染症の罹患情報があれば，その対象となる特にリスクが高い当事者を選定することも可能になるでしょう．

　以上，表16 の①無料検査に関して，特に大都市圏を念頭に，性の健康における検査へのアクセスを保障するものとしてトップダウンのアプローチが不可欠であること，当事者のニーズとエビデンス重視を両立した改善によって，性の健康の推進に大きく貢献できることを述べました．次項では，アクセスしやすい価格帯の検査体制（表16 ②低額検査）を中心とした様々な取り組みと展望を見ていきます．

▶低額検査における郵送検査・self-test のソーシャルビジネス的な取り組みの可能性

　新型コロナウイルス感染症の流行で，郵送検査・self-test が注目されましたが，HIV などの郵送検査は，コロナ以前にすでに，保健所等の検査数と同等の規模に発展しています．その対象者が MSM などの高リスク者を対象に実施されているかは評価が必要ですが，自治体，保健所の無料検査であっても心理的なハードルが高い当事者にとって（この心理的ハードル自体を下げることが性の健康の目指すところです），郵送検査は検査サービスのアクセス改善に極めて有効です．従来，表16 の高額検査にあたる民間事業者の自費検査として広まり，自費診療クリックでの施設で実施する検査と同様，高額にもかかわらず当事者のニーズが高く，HIV だけでなく他の性感染症の郵送検査の利用者も増加しているようです．とはいえ，高額で手を出せないけれど，無料検査も心理的にアクセスしにくい当事者の存在を考慮すれば，郵送検査の金銭面でのアクセスを改善することで性の健康の推進は一層進展します．

　海外の郵送検査・self-test の海外での活用状況について，郵送検査の進歩的な事例である英国を参照すると，Sexual health London などのプログラムでは，HIV だけでなく，梅毒，クラミジア，淋菌に加え，さらに B 型・C 型肝炎から尖圭コンジローマ，性器ヘルペスまで，インターネットで検査キットを注文し自ら検査したキットを郵送するシステムが構築されており，安価なア

クセスどころか無料です．検査申込時の質問により必要な検査が追加されるように当事者に必要な検査が提案され，効率的なサービスの提供が行われています．検査結果をメール等で受け取り，内服薬などによる治療は郵送で入手可能です．ご興味のある方は，例えば英国のロンドン周辺では Sexual health LONDON の HP サイト（https://www.shl.uk），アイルランドでは Sexual health 24（SH:24）（https://sh24.ie/）などがありますので，一読を強くお勧めします．SH:24 の HP の our vision に記載されているポリシー，意気込みは性の健康の理念そのものであり，そこでの様々な取り組みは参考になります．ロンドンでは 60 か所以上のクリニックが提携しており，HIV の PEP，PrEP，避妊用ピル，緊急用ピルも処方しており，登録制でこのサービスが利用可能で，専門家によるメールや電話での性感染症の情報提供やアドバイスも可能です．英国の例は，公衆衛生の責任の所在が中央から各地方議会に移譲されたことから，各地域で質の高い性の健康サービスのアクセス向上に向け，英国国民健康保険（National Health Service）と地方自治区，慈善基金（Guy's & St Thomas' Foundation）などが協力して，パートナーシップ・プログラムを実施しており，英国のロンドン以外の地域やアイルランドでも同様のサービスが展開しています．SH:24 HP の About SH:24 に記載されている "we're proudly not-for-profit" という一文は，世界の目指す性の健康の方向性を端的に表しています．

　米国では HIV 検査へのアクセスは，家庭医などの施設だけでなく，郵送検査や self-test でも保険でカバーされているものもあり無料か安価に入手可能です．WHO は self-test の積極的な利用を推奨しており，世界でも 77 か国が国レベルでその利用を支持しています[2]．Self-test は簡易の即日検査キットで結果をその場で速やかに知ることができます．郵送検査も，self-test もどちらも主体性・利便性を重視した検査ですが，self-test は郵送検査と異なり検査検体を送り返す必要がなく，より簡易に検査が可能ですが，検査が可能な病原体が，HIV，梅毒，B 型肝炎などに限られ，淋菌，クラミジアなどの検査には感度の観点から不向きです．郵送検査や self-test にはそれぞれの利点があり，検査キット，検査法などの薬事承認や保険適用状況は，国によって様々です．国内で利用されている郵送検査・self-test の検査キットの精度管理の問題は割愛しますが，世界で承認されているような検査を使用することが重要です．

　郵送検査や self-test に関して，無料検査の英国，アイルランドや，保険でカバーされる米国のシステムのようなトップダウン型アプローチが，無料検査として国内でも展開できれば理想ですが，現時点での安価な価格での郵送検査

の国内事例としては，反対のボトムアップ型のクリニックにおけるソーシャルビジネス（not-for-profit）に相当する試みが散見されます．例えば，関西の産婦人科クリニックでは，HIV，梅毒，淋菌・クラミジアの核酸増幅検査等の幅広い項目の性感染症の郵送検体を極めて安価に検査し，男女の性の健康の推進に貢献する素晴らしい取り組みを行っており，東京近郊でも利用者が増えています．一方，複数の PrEP 処方クリニックでも，on line 診療で self-test を安価に提供して，遠隔地での PrEP の普及に取り組むなど，先進的な取り組みが草の根で進んでいます．

　郵送検査だけでなく，施設で実施する検査でも PrEP 処方クリニックでは，PrEP 薬とのパッケージで，利益度外視で安価に性感染症検査を実施している施設もあり，例えば，咽頭，尿，直腸の淋菌・クラミジア検査を混合検体で実施する 3-in-1 検査（性感染症の未解決課題 1 参照）を提供し当事者の負担を下げる試みも見られます．高額検査を提供してきた自費診療クリニックなどでも公共の利益を指向して，保険診療などが担っていた低額検査に近い安価な検査を匿名性も高く融通の利く形で提供する試みをしており，草の根で存在感を示しています．このような利益目的だけでない公共の利益を目指す取り組みが，HIV 予防の PrEP の普及でも貢献していますが，MSM という数的に限られた集団ではある程度可能でも，梅毒，淋菌・クラミジアなどヘテロセクシャル男女が対象となると，医療者の善意とボトムアップの取り組みに頼るだけでは限界があるでしょう．

　英国などのように無料検査を基本とするのには無理があっても（これが先進国の標準ですが），国内ではコロナ以前にすでに高額検査における自費の郵送検査が無料検査における保健所等の HIV 検査数とほぼ同規模に達していたことを考慮すれば，英国やアイルランドなどの郵送検査システムと類似モデルの構築を低額検査としてさらに規模を拡大して導入することも可能ではないでしょうか．英国などでは行政，基金と医療者，公衆衛生が参加したパートナーシップ・プログラムを展開していますが，国内でも，低額検査を保険診療でない枠組みで実施するのであれば，当事者と民間の自費クリニックの費用を実質的に折半している現状に，行政であれ企業・団体等の参入であれ，様々なパートナーシップ・プログラムを非営利目的で展開することは選択肢です．これによって，検査体制へのアクセスを大幅に改善させると同時に性感染症疫学のデータベースとしてオープンに利用できる公共財・インフラストラクチャーとなる可能性も秘めています．変革的な変化を促すという点では，医療業界以外の幅広い業界と当事者ベースのボトムアップ型の参加が期待されます．

一方，米国のように基本的に無料か安価な self-test を on line や薬局で提供する例を参考にすると，国内でも，妊娠検査や新型コロナ検査の販売や，直近の緊急避妊薬の試験販売などに見るように，薬局の果たす将来的な役割は大きいでしょう．安価な self-test が薬局で利用可能になれば，セルフケアの観点からはさらに重要な意味を持ちます．薬局で HbA1c などの測定を実施する取り組みが一部であるように，セルフケア，プライマリーケアの担い手として，薬局および薬剤師は将来的に期待されており，前述のようにセルフケアの一環である性の健康の担い手としても当然期待できます．米国アカデミーズの性感染症の報告書で提言される医師以外の性感染症および性の健康の担い手として，看護師，保健師などに加えて薬剤師も重要な役割を担うことが，将来的な性の健康の展望になるでしょう[3]．

■参考文献

1）Lancet Infect Dis. 2022 Aug; 22（8）: 1231-1241.
2）World Health Organization. Consolidated guidelines on HIV testing services, 2019. 2020.
3）National Academies of Sciences, Engineering, and Medicine. Sexually transmitted infections: adopting a sexual health paradigm. Washington D.C: National Academies Press; 2021.

4 治療・予防

　性感染症の治療領域は日進月歩で，国内でのガイドラインのエビデンスに基づいたアップデートは性の健康の推進に欠かせませんが，診断されている性感染症は氷山の一角であることを考慮すると，性の健康の推進には，partner notification と迅速なパートナー治療（expedited partner therapy：EPT）の国内展開のインパクトは大きいでしょう．性感染症の予防領域の発展はさらに著しく，HIV の PrEP の国内の整備体制の拡充は，HIV を確実に低下させますし，doxycycline の PEP は世界的に大きな展開を見せており，国内でも草の根での展開はすでに始まっています．本項では，治療および予防の世界の現状と国内の課題と展望について議論します．

▶partner notification と expedited partner therapy (EPT)

　性感染症領域の進展は早く，最新のエビデンスを反映したガイドドラインの策定・改訂が重要なことは先述しましたし，性感染症の各論でも，治療の詳細は既述しました．性感染症の治療は基本的には適切に実施されているとして，性感染症の多くは無症状で，有症状者は氷山の一角であることを考慮すれば，インパクト的に見て改善の余地があるのは，感染者のパートナーへの性感染症検査の推奨とその治療です．前者は **4.3 検査** に含まれる内容ですが EPT とセットで論じるべきなので，本項で取り扱います．

　Partner notification とは性行為のパートナーに感染の疑いがあることを伝え検査を勧めることです．これは国内の性感染症治療の現場でもルーティンで口頭説明されていますが，当事者の側の実際の遵守率は正確に把握するのは困難です．HIV 感染症の領域では，他の性感染症と比較して当事者の partner notification の遵守率は高いかもしれませんが，往々にして，相手が不特定多数である，感染からの期間が長いなどで，不徹底なことも多いです．他の性感染症でも，相手が不特定多数で連絡がつかない，事情により連絡しにくい，などもあり，partner notification の方法を改良する必要があります．

　海外の事例では，partner notification のサービス app（application）など

介入の取り組みも多く，国内で応用できる事例も多いです．例えば，相手の連絡先（メールなど）を app などで入力することで，匿名で感染の可能性を相手に連絡可能で，連絡を受け取ったら検査につながるように案内するサービスなども発展しています．公的な無料サービスとして，米国 CDC では，HIV の partner notification のサービスプログラムを実施しています．それによれば，当事者がパートナーに連絡するか，保健当局がするか，両者がするか，などの選択肢を上げ，保健当局からパートナーに電話連絡し検査・治療につなげるサービスが地域により利用可能です．他の性感染症も含めた partner notification サービスも，世界各国で支援されており，民間の主導する当事者のニーズを取り入れた app も多く開発されており，国内でもそのようなサービスが展開されれば，性の健康の推進に大きく進展します．このように海外では，公的な公衆衛生当局が支援するトップダウン型と民間主導の app 開発等のボトムアップ型アプローチを国によって，様々に組み合わせて実施しています．

　性感染症のリスク集団として sex worker が知られていますが，近年，海外同様，国内でも出会い系アプリ（マッチングアプリ，デーティングアプリ）などを利用して sex work のすそ野が広がっています．また，sex worker でなくても，例えば，MSM などでも出会い系アプリの利用は，明らかに増加傾向です．国内での partner notification の展開に際して，例えば，出会い系アプリで partner notification の支援サービスを運用する取り組みは，登録者へのアプリ運営側からの匿名 notification も容易で，出会い系アプリでは GPS 搭載のものもあり，新型コロナの接触者アプリのように，位置情報の記録により効率の良い partner notification が可能になります．該当アプリに関係して感染した当事者が性感染症の診断情報を登録し，アプリ側は個人情報を切り離した上で，過去の位置情報を利用して検査勧告を行うなどは，それなりにニーズもありますし，ボトムアップ側からの開発も（ソーシャル）ビジネスとして期待されます．とはいえ，無症状の感染が大部分であることを考慮すると，そのような notification サービス向上は必要でも，やはり，出会い系アプリの利用，金銭を介した性行為，不特定多数との性行為などがある高リスク者は，そのような通知がなくても自発的に検査を受けるべきで，検査のアクセスの改善が不可欠です．

　Partner notification とともに重要となるのがパートナーの治療で，受診しない・できないなどで治療に到達しない対象にアプローチするために，海外では，ヘテロセクシャル男女を対象とした迅速なパートナー治療（expedited partner therapy: EPT）が注目されていることを，性感染症の各論で述べま

性の健康の増進に向けて具体的に何ができるか

した.EPT は感染した当事者にパートナー分の治療薬を預けて,パートナー
も治療し,再感染を防ぐために有用ですが,各国でも導入の程度は様々です.
診察していない対象に治療薬を処方することは制度上不可であるのは国内に
限ったことではなく,例えば英国などでは accelerated partner therapy
(APT)という,感染当事者(index patient)のクリニック訪問に合わせて,
そのパートナーに電話連絡し処方の安全性などを評価し,本人またはパート
ナーに抗菌薬と性感染症のキットを手渡すまたは郵送する方法を試験的に開発
しているようです.イングランドとスコットランドの APT の研究が疫学的に
も興味深いのでご紹介します.これはクロスオーバー・クラスター・ランダム
化比較試験で,詳細は省きますが,17 の性感染症クリニックにおいて,APT
の実施の有無で,ヘテロセクシャル男女の感染者(index patient)の 12〜24
週後のクラミジアの再感染を比較しています.結果は,介入群とコントロール
群で,クラミジアの陽性割合はそれぞれ 4.7%(31/666),6.6%(53/800)
で調整オッズ比は 0.66 [95%信頼区間 0.41-1.04, p=0.071] と,統計学的
には有意ではないものの再感染の低下が示唆される,というものでした[1].主
要評価項目が,index patient の再感染であり,介入がその当人ではなく,
パートナーの治療という間接的なものであることを考慮すると,APT は公衆
衛生学的なインパクトはあるのでしょう.ところで,本研究の研究対象者(in-
dex patient)の約 7 割が女性,3 割が男性なのですが,パートナー数は中央
値で 2 人,steady なパートナーが 30%強で,行きずり,たまたまの関係が
50%強,コンドームを必ず使用するのは 11%だそうです.行きずりのパート
ナーが多いわりに,95%が partner notification を実施しているので同国での
APT の実効性は高そうですが,国内で適応可能かは不明で,性行動に関する
同様の情報が待たれます.

　国内でも,既に EPT を提供している自由度の高い自費診療クリニックはあ
りますが,やはり自費治療の高額な費用がネックです.国内でも取り組みが進
むことが期待されますが,性感染症の主な感染リスク行為が,不特定多数との
性行為であり,EPT が困難な性的パートナーシップ・関係性である可能性が
高いかもしれません.そもそも,パートナーの検査・治療へのアクセスを改善
しカジュアルに検査・治療を受けられるようにするという根本的な解決が必要
であり,正確な診断と治療が実施できるに越したことはありません.その意味
でも,EPT を進めると同時に,検査と治療の安価なアクセスを容易にする郵
送検査やオンライン診療などの拡充も必要でしょう.

3.6 HIV の項で述べた通り，HIV 予防の PrEP は世界では標準的予防戦略であり，国内でもボトムアップ型で民間クリニックでの処方が進んでいますが，本書執筆時点では，抗 HIV 薬 TDF/FTC の予防用の用法での薬事承認はされていません．世界の PrEP 先進地域では，高リスク集団における新規 HIV 感染者数は激減していますが，これを国内でも達成するためには薬事承認に加えて，薬剤だけでなく必要な検査へのアクセスを保障することが必須になります．公費負担・医療保険など各国で形態は国によって異なりますが，財政的に補助をして，PrEP の普及を進めています．性の健康，当事者の権利という側面もありますが，費用対効果的な観点からも PrEP への公的支出が世界的に行われています．日本における費用対効果も海外と同様，長期的にペイすることが報告されていますが[2, 3]，費用対効果に加えて，PrEP の副次的，長期的な効果も考慮して，国内への PrEP の公的な導入を戦略的視点で早急に進めるべきです．費用対効果に関しては，抗ウイルス薬 TDF/FTC の正規品ではなくジェネリック薬が先進国でも採用され，一層高まっており，現在，国内で普及しつつある民間クリニックによるボトムアップ型の PrEP 提供体制では，安価なジェネリックを使用しており，その費用対効果は劇的で計算するまでもありません．国内での PrEP の公的な導入に際しても，どのようなスキームで薬剤へのアクセスを保証するのか議論が進むと思いますが，ジェネリック薬などを含めた安価な薬剤の使用などは，海外の状況を鑑みると費用対効果をさらに高めるために必須だと思われます．

副次的，長期的な PrEP の効果として，他の性感染症も減らせる可能性があるという疫学的な観点と，性の健康の考えおよびその基盤整備の普及に寄与する可能性がある，という人権的な観点があります．前者については，PrEP の実施に付随する定期的な性感染症検査で，高リスク者の早期診断・早期治療を可能にし，これを集団全体に普及させることで，HIV だけでなはなく性感染症の減少にも寄与する，ということが PrEP のさらなる可能性として議論されています．このような長期的・戦略的視点で見ると，国内で PrEP を展開させる際には，薬剤だけでなく性感染症検査も含めたアクセスしやすいパッケージとして導入し，それをリスク集団全体に速やかに普及することで，より効果が期待されます．また，定期的な検査により，高リスク集団の中でも性感染症診断件数の大部分に寄与する"超高リスク者"が可視化され，将来的には，次項で述べるような積極的な予防戦略の対象となり，極めて有効な性感染症対策が可

4

治療・予防

能になります.

　後者の,性の健康とその基盤整備の普及に寄与する,という点は,迂遠でわかりにくいかもしれませんが,PrEP という性の健康の考え方を基礎にした当事者による主体的な予防法が公的に認められ国内でも普及することで,HIV の予防を超えて性の健康自体にも関心が集まる可能性があると思います.PrEP の HIV 自体へのインパクトは極めて大きいですが,国内での PrEP 承認後のその担い手が性の健康の担い手になるという視点で,性の健康普及のきっかけとして,これをどのように広げていくか長期的で戦略的な視野に立つことが,HIV 予防を超えて重要な意味を持ちます.PrEP の薬事承認後に提供体制を全国展開するためにも,米国アカデミーズが提言する性感染症,性の健康の担い手の拡大という提言が参考になります.国内での承認後に PrEP 提供サービスに参入するクリニックとして,性感染症の専門家だけでなくプライマリー医,総合診療医などが増えていくことで,国内の性の健康およびセルフケアの理解が広まるでしょう.性感染症や PrEP の診療は特別なことではなく,批判を恐れずに言えば極めてシンプルで,むしろセルフケアや性の健康などの新しい考え方に理解があり,LGBT などを含めた当事者にフレンドリーなクリニックが担い手としてふさわしいでしょう.

　一方,海外における PrEP 展開と比較した国内での課題として,性感染症の検査体制へのアクセスが問題となります.**4.3 検査**で紹介したように,海外の先進国での検査体制は無料か極めて安価でアクセスが良く,そのような基盤のもとに PrEP が普及してきた,または PrEP の普及とともにそのような検査体制が構築された,という側面があります.国内でも,無料検査は実施されており,適切な高リスク者に検査が効率よく配分され,検査と予防の縦割りをなくし相互に連携できる体制を構築すれば PrEP の展開は大きく進展します.無料検査だけでなく(無料でできればそれに越したことはありませんが),例えば,当事者,民間,行政などが協力したパートナーシップ・プログラムとして低額検査体制などの取り組みを進めるなど,アクセスしやすい検査体制の割合を高めていくことも,HIV・性感染症の予防を超えて性の健康も含めた長期的な戦略として採用されるべきです.PrEP の公的な導入が,HIV という一感染症だけでなく性の健康全体を見据えた体制を構築する契機として,性の健康推進の国内でのターニングポイントとなる可能性を見据え,世界の流れを理解した長期的で全体的な観点で理解される必要があります.

▶細菌性性感染症の積極的な予防戦略 (Doxy PEP, MenB ワクチンなど)

　最後に，現在，極めて熱い議論が交わされている性感染症の積極的な予防法に関して，今後の展望について触れたいと思います．性感染症の未解決課題 2,3 で述べたように，Doxycycline の曝露後予防 (PEP)（Doxy PEP）と B 群髄膜炎菌ワクチン (MenB-4C) による積極的な予防介入の有効性が注目され pro, con（賛否両論）の意見が戦わされていますが，長期的な有害事象のモニタリングは必要なものの，介入の選択対象を限定して慎重に実施していく，という点が専門家の最大公約数です．今後も新たなエビデンスが数多く出てくることが予想されますが，既に述べたように，MSM における Doxy PEP に関しては明らかな予防効果は既知のものとなっています．国内の医師から批判的意見は散見されますが，エビデンスをもとに専門家がオープンな議論を進め，早急に暫定的なガイドラインを発表することが重要です．エビデンスや海外の状況は自ずと当事者に広まるので，Doxy PEP を開始する人は増えているのが現実で，そもそも性感染症の PEP として昔から独自のやり方で抗菌薬を内服する人は存在したので，この動きを止めることは難しいでしょう．けしからんと言っていても意味がありませんし，性の健康の考え方からすると，正しい情報を提供して濫用を防ぐ方が有意義です．

　この点で，HIV の PrEP の国内での広まりの経緯が示唆的です．最近では PrEP を表立って批判する人はいなくなりましたが，当初は反対意見が多く，公的に認められていない，国内での現実的なアクセスがない，ということを理由に PrEP の情報提供に関しても反対または及び腰の意見・態度が見られました．まずは，適切に情報提供しないと，各自は自分に都合の良い情報に飛びつくので誤った情報が広まり，必要な検査をせずに PrEP を"濫用"することが問題になりました（今も解決したわけではありません）．未承認でも正しい情報提供が必要なため，日本エイズ学会などで PrEP の利用の手引きを公開していますが，Doxy PEP でも正しい情報提供なしでは同様のことが起こります．また，権利的な観点から見ても，お上からお触れがあるまで知らしむべからずという従来日本に根強い風潮では，行政に働きかけるべき当事者がそもそも情報提供されないので，要望がいつまでたっても出てこず，当事者の不利益となります．このように医学的，権利的側面の両方からも，エビデンスに基づいた情報提供が不可欠で，それを促進するためのガイドラインなどの信頼される情報ソースがエビデンスに基づいた専門家による議論で作成される必要がありま

4

治療・予防

す．

Doxy PEP に関しては各国がガイドラインを公開したり，作成中だったりと様々ですが，リスクが高い人に限定すべきです．リスクが高い人の目安は各国のガイドラインで様々ですが，**3.6 HIV** の項でも触れたように，PrEP を利用する MSM の性感染症の罹患データからは，一部の高リスク者に感染が集中していることが示されています．豪，国内のデータを見ると，4 回以上感染する MSM が全体のそれぞれ 9％，9.9％で，これらが性感染症診断総数のそれぞれ 48.3％，43.4％を占めており，各国で類似しています．さらに，豪，英国，国内のデータで，2 回以上感染する MSM でみると，それぞれ 24.3％，25％，17.5％で，これらが性感染症診断総数のそれぞれ 81.5％，79％，61.5％を占めています[4, 5]．このような超高リスク者に選択的，限定的に，積極的な予防介入を実施できれば，極めて効果的な介入が最小限度の副作用で達成できます．このようなリスク集団の把握には，コホート化されたデータが有効だということは，**4.3 検査**の項でも触れた通りです．

また，**3.5 梅毒**の項でも触れましたが，先天梅毒の対策が世界と日本の喫緊の課題となっており，女性への対策が重要です．公衆衛生学的に見ると，感染女性の約 40％が性産業従事者で，感染男性の約 40％が性産業利用者であり，女性 sex worker は重要な介入対象です．とはいえ，シスジェンダー女性における Doxy PEP の梅毒，クラミジア，淋菌予防の有効性のエビデンスは現時点ではなく（理論上有効と考えられますが），使用は慎重であるべきです．一方，このような当事者は主体的な予防ができない状況も多く，主体的かつ積極的な予防を求める声もあります．MSM でもヘテロセクシャル男女が対象でも，Doxy PEP を提供する医療者は，最新のエビデンスを説明し，メリット・デメリットについて相談して処方をすべきで，処方する場合は有害事象のフォローアップと評価が求められるでしょう．淋菌に関しては，地域の AMR によって有効性に差が出ますし，Doxy PEP によって淋菌の薬剤耐性が出現する可能性があるため懸念されており，慎重なモニタリングが必要です．

AMR が懸念される淋菌に対しては，もう一つの積極的な予防法である MenB4C のワクチンに関しては，Doxy PEP と比べれば，有害事象の懸念は少ない一方，有効性に関するエビデンスは不十分かもしれません．とはいえ，AMR を惹起するなどの，他者の危害となる可能性がある類の有害事象は想定されず，AMR が世界的な問題となる背景では，同ワクチンは正しい情報提供のもとに，高リスクの当事者の主体的な選択として，ボトムアップ型での使用が増えると思われます．英国では 2023 年末に，ワクチンの合同委員会（The

Joint Committee on Vaccination and Immunisation）が MSM に対する定期的な MenB4C の定期的なワクチン接種を提唱しており[6]，トップダウン型での普及が進む地域もあり，エビデンスに基づいた海外のトップダウン型の動きは極めて迅速です．

　このような新規の積極的介入は，今後の新たなエビデンスが待たれますが，有効な予防法になっていくことが予想されます．この過渡期においても，専門家がエビデンスに基づいた議論をもとに指針を示し，当事者に情報提供して主体的な選択を可能にするという，性の健康の考え方が基本になることに変わりはありません．

■参考文献

1）Lancet Public Health. 2022 Oct; 7（10）: e853-e865.
2）Sci Rep. 2022 Feb 23; 12（1）: 3088.
3）J Med Econ. 2023 Jan-Dec; 26（1）: 886-893.
4）Lancet Infect Dis. 2022 Aug; 22（8）: 1231-1241.
5）Lancet HIV. 2023 Dec; 10（12）: e790-e806.
6）BMJ. 2023 Nov 15; 383: 2696.

4
治療・予防

1 淋菌・クラミジアの見逃しをなくす混合検体検査

　混合検体検査というと，数十人分の検体を収集・混合して核酸増幅検査を実施し，陽性が出た場合，個人の検体を改めて検査する方法が一般的で，目的となる病原体保有率の低い状況で，費用対効果的観点から実施される場合があります．本項では，MSM の淋菌・クラミジアの診断で世界的に注目されている，咽頭，泌尿器・生殖器，直腸の 3 か所の検体を混合して検査する方法を紹介します．性感染症は無症状の場合が多く，国内では尿検査のみ行われることが多いですが，淋菌では咽頭・直腸が多く，クラミジアでも直腸感染が極めて多く，特に，MSM では直腸感染が最も重要です．これらの 3 部位をそれぞれ検査すると費用がかかるので，感度が高い核酸増幅検査であれば，混合しても感度はそれほど変わらないから混ぜてしまおうと考案されたものです．

　感度・特異度に関するデータに関し，メタ・アナリシスでは，研究によっては若干の感度の低下があるようですが総じて有効性は高く[1]，国内の MSM を対象とした研究では，さらに高感度であることが示されています[2] **表17**．最近ではマイコプラズマ・ジェニタリウムも含めた 3 菌種の混合検体の有用性も報告されています[4]．偽陰性の症例では細菌量が少ないため感染への影響は少ないだろう，とさらに踏み込んだ報告もあります．また，医療者が採取しても，本人が採取しても検査の感度にほとんど違いはないと考えられています．

表17 淋菌・クラミジアの混合検体検査の感度・特異度

	淋菌		クラミジア	
	混合検体の感度	混合検体の特異度	混合検体の感度	混合検体の特異度
メタ・アナリシス MSM[1]	94.1%	99.6%	93.1%	99.4%
国内 MSM[2]	98.3%	98.9%	94.2%	99.3%
ベルギー 女性[3]	82%	100%	94%	100%

① 肛門内拭い綿棒をア
プティマ STD 尿採取
スピッツに入れる

APTIMA スワブ採取用キ
ットに入っている青色綿
棒を使用

② ①に初尿 1mL を
入れる

最終排尿から 1 時間以
上経過後に採取した初尿
を使用

③ ②にうがい液 1mL を
入れる

検体採取 1 時間前から食事
やうがい，歯磨きをしない，
ガムを噛まない．
生理食塩水で 20 秒以上，
喉の奥をしっかりうがい．

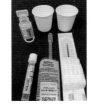

混合検体完成

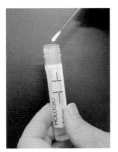 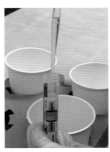 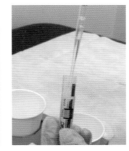 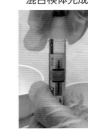

図4 混合検体の作り方
（APTIMA 淋菌・クラミジア検査キット使用の場合）

　混合検体の導入により，今まで見逃されていた泌尿器・生殖器以外の感染の見逃しがなくなることに加え，公的な検査事業で実施する場合などには検査費用を大幅に節約することで，さらに多くの人に検査が可能になるという 2 重の大きな効果があります．また，混合検体検査が普及すれば，泌尿器・生殖器以外の従来見逃されている性感染症の認知度も高まるかもしれません．

　具体的な検査方法は，個別の検体を混合するだけなので難しいことはないのですが，国内の MSM の研究では，個別検体は本人が採取し，咽頭は生理食塩水 20mL のうがい液で実施しています．尿検査用スピッツの目盛りの半分に尿を，残り半分にうがい液を入れ，そこに直腸ぬぐい検体スワブを入れて検査するだけです **図4**．直腸検体の採取方法の説明用のインストラクション **図5** も利用可能ですのでご参照ください．混合検体の適応は MSM だけに留まらず，性感染症に関わる当事者の創意工夫次第で大きな効果が期待できます．例えば，保健所等で実施される淋菌・クラミジア検査（専ら尿検査が現状です）で，お尻の検査はハードルが高いというヘテロセクシャル男女に対してうがい液と尿を混合するだけでも，有効性は高く極めて簡便で，当事者のニーズも満たすことができます．

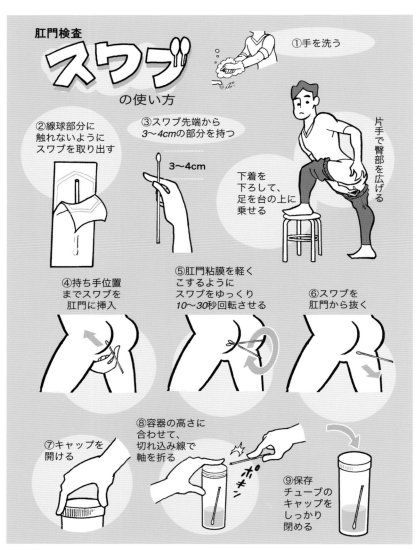

肛門検査 スワブ の使い方

①手を洗う

②綿球部分に触れないようにスワブを取り出す

③スワブ先端から3〜4cmの部分を持つ

3〜4cm

下着を下ろして、足を台の上に乗せる

片手で臀部を広げる

④持ち手位置までスワブを肛門に挿入

⑤肛門粘膜を軽くこするようにスワブをゆっくり10〜30秒回転させる

⑥スワブを肛門から抜く

⑦キャップを開ける

⑧容器の高さに合わせて、切れ込み線で軸を折る

ポキン

⑨保存チューブのキャップをしっかり閉める

図5

■参考文献
1) BMC Med. 2021 Nov 25; 19 (1): 285.
2) Sex Transm Infect. 2020 Oct 20: sextrans-2020-054666.
3) Sex Transm Infect. 2020 Sep; 96 (6): 417-421.
4) Open Forum Infect Dis. 2022 Oct 31; 9 (10): ofac496.

2 ドキシサイクリンによる曝露後予防内服

　ドキシサイクリンによる曝露後予防内服（post-exposure prophylaxis：PEP）は性感染症領域で最も注目され，各国でガイドラインが急速に作成されている段階です．性感染症領域も，近年，新たなエビデンスが相次いでおり，今後も標準治療が変わっていく可能性があります．本項では，現時点で明らかとなっているドキシサイクリン PEP に関する知見を紹介します．

　具体的には，性行為後 72 時間以内にドキシサイクリン 200mg を内服する予防方法で，これにより主にクラミジア，梅毒を予防可能なことが明らかになっています．実際の予防効果は **表18** の通りで，仏，米 2 か国におけるランダム化比較試験によれば，クラミジアと梅毒に関しては極めて高い予防効果が示された一方，淋菌に関する予防効果は地域の薬剤耐性状況により異なるようで，米国でのみ予防効果が認められています．梅毒は罹患率がクラミジア，淋菌と比較して低いので統計学的な差が出にくいですが，クラミジア，梅毒では 7～9 割程度の予防効果がありそうです．

　明らかな予防効果が認められる一方，長期的な有害事象（薬剤耐性菌の出現や腸内細菌叢への影響など）は不明です．現時点では，HIV 予防の PrEP のよ

表18 PrEP user および HIV 感染者におけるランダム化比較試験によるドキシサイクリン PEP の性感染症予防効果

	クラミジア	梅毒	淋菌	全性感染症
仏 (HR) HIV (−) MSM[1]	0.30 (95%Cl, 0.13-0.70)	0.27 (95%Cl, 0.07-0.98)	0.83 (95%Cl, 0.47-1.47)	0.53 (p=0.008) (95%Cl, 0.33-0.85)
米 (RR) HIV (−) MSM[2]	0.12 (95%Cl, 0.05-0.25)	0.13 (95%Cl, 0.03-0.59)	0.45 (95%Cl, 0.32-0.65)	0.44 (p<0.001) (95%Cl, 0.24-0.46)
米 (RR) HIV (+) MSM[2]	0.26 (95%Cl, 0.12-0.57)	0.23 (95%Cl, 0.04-1.29)	0.43 (95%Cl, 0.26-0.71)	0.38 (p<0.001) (95%Cl, 0.24-0.60)

HR: hazard radio, RR: relative risk, CI: confidence interval

うに希望者に broad に実施するというよりは，高リスク者に限定して nar-row に実施し，長期的な有害事象を評価していく必要があるでしょう．懸念されるのは，HIV の PrEP が国内で草の根で広まったように，ドキシサイクリン PEP の正しい情報がないまま，ドキシサイクリンが"濫用"されることです．また，HIV の PrEP に関して，当初，MSM の一部で PrEP の認知度が高まる一方，医療者での認知度が低く，当事者と医療者でギャップがある状況が発生しました（今でもあるかもしれません）．ドキシサイクリンは HIV の PrEP で使用される薬剤と異なり極めて安価であり，ドキシサイクリン PEP も国内で急速に広がり同様のことが起こる可能性があり，性感染症に携わる方は知識・情報をアップデートする必要があります．

　先天梅毒を減らすことが性感染症領域の最優先事項の一つであり，梅毒予防に劇的な効果があるドキシサイクリン PEP に最も期待されることは女性における梅毒等の予防効果です．世界中の専門家が，女性の性産業従事者へのドキシサイクリン PEP でヘテロセクシャル男女の梅毒が減らせる可能性を思い描いていたところですが，残念ながら，ケニア人女性で実施されたランダム化比較試験では有効性が示せませんでした．ドキシサイクリン PEP で腟などの細胞内でドキシサイクリンが有効な薬剤濃度に達することは確認されており，予防効果の有効性が示せなかった原因の一つは内服遵守率の低さだと考えられています．

　現時点では，ドキシサイクリン PEP の対象者は，高リスクの MSM が中心になります．豪の大規模データで PrEP 利用者の 5.7％が PrEP 利用者の全性感染症数の 36.1％を，9％が 48.3％を占めていることを HIV の項で紹介しましたが[3]，特定の高リスク者が性感染症を繰り返している現状は国内でも変わりありません．PrEP や性の健康の実践として高リスク者への性感染症の定期検査を実施することで，ドキシサイクリン PEP の対象が自ずと明らかになるため，検査へのアクセスは重要です．現時点で明らかな正しい情報提供（有効性と有害事象）をした上で当事者の希望があれば処方することになりますが，高リスク者への限定的な処方という医学的観点とのバランスが重要です．MSM においては少なくとも HIV の PrEP 利用へのオプションとして実施すべきかもしれません．少なくとも処方に際しては，有害事象がモニタリングできる体制での処方が好ましいでしょう．

■参考文献　1) Lancet Infect Dis. 2018 Mar; 18 (3): 308-317.
　　　　　　2) N Engl J Med. 2023 Apr 6; 388 (14): 1296-1306.
　　　　　　3) Lancet Infect Dis. 2022 Aug; 22 (8): 1231-1241.

3 淋菌の予防ワクチン

　淋菌は薬剤耐性菌が世界的な問題となっており，ドキシサイクリン PEP の淋菌に対する予防効果も地域のテトラサイクリン系薬剤の感受性に影響を受けるため，別の予防法が期待されます．2017 年にニュージーランドから，B 群髄膜炎菌ワクチンを受けた人で淋菌感染が有意に少ないことが報告され注目されました．その後，米国の大規模な疫学データからも同様のデータが示され，臨床研究が進んでいます．本項では，B 群髄膜炎菌ワクチンの淋菌に対する予防効果に関する研究について紹介します．

　淋菌と髄膜炎菌とは同じ *Neisseria* 属で，髄膜炎菌は血清型別に A，B，C，W，Y などに分類され，なかでも B 群髄膜炎菌が淋菌と特に相同性が高く，ニュージーランドでは B 群髄膜炎菌ワクチン接種が進んでいたため，その接種歴と淋菌感染の 1 万 5 千人程度のデータから淋菌への予防効果を示したのが淋菌ワクチン研究の発端です．続いて，米国でも 10 万人程度の 16〜23 歳の医療データから，B 群髄膜炎菌ワクチン（MenB-4C）の淋菌感染に対する同等の予防効果が示されました 表19．要約するとフル接種（ニュージーランドで使用されたワクチンは 3 回接種，米国の MenB-4C では 2 回接種）ではそれぞれ 31％，39％の予防効果が認められて，部分接種ではニュージーランドでは予防効果は認められませんでしたが，MenB-4C では 34％の予防効果が認められています．米国での研究では，接種 6 か月後および 12 か月後で，

表19 B 群髄膜炎菌ワクチンによる淋菌の予防効果（対未接種者）

	フル接種	部分接種
Adjusted OR ニュージーランド[1] 15〜30 歳男女	0.69 (95%Cl, 0.61-0.79) p<0.0001	1.09 (95%Cl, 086-1.37) P=0.49
Adjusted PR 米[2] 16〜23 歳男女	0.61 (95%Cl, 0.49-0.77) p<0.0001	0.66 (95%Cl, 0.58-0.76) p<0.0001

OR: odds radio, PR: prevalence ratio, CI: confidence interval

予防効果には著しい低下は認められていません.

　これらはニュージーランドおよび米国の大規模なデータですが後ろ向き研究であり, ランダム化比較試験などによる臨床研究で追試し確認される必要があります. エムポックスのワクチンなどでは, 中和活性が時間経過とともに急激に低下しワクチン後のブレイクスルー感染も報告され始めており, 淋菌のワクチンに関しても前向きでより長期のデータが待たれます.

■参考文献

1) Lancet. 2017 Sep 30; 390 (10102): 1603-1610.
2) Lancet Infect Dis. 2022 Jul; 22 (7): 1021-1029.

性感染症の未解決課題

JCOPY 498-02152

おわりに

　本書では，性の健康の考え方を基礎に，性感染症の診断，治療，予防から具体的な対策まで，幅広い対象の読者を念頭に論じてきました．基本的なメッセージは，性感染症は common disease であり，かつ致死的な疾患にもなるので，日陰の存在として限定的な対策をするのではなく，社会全体で取り組むべきである，ということです．特に，当事者の主体的な参加が何より重要で，そのためには，当事者への正しい情報提供が必要となります．海外と比較して著しく遅れた性教育も，生物・医学的な科学として，そして人権にかかわる包括的な話として，普及していく必要がありますし，何よりも当事者の権利でもあります．

　また，医療従事者，公衆衛生，性教育に携わる方々の参加も必須で，性の健康の担い手を性感染症の専門家に限定せずに広げていくことが重要です．性感染症に限らず，多くの疾患からフレイルまで含めた予防には，セルフケア，主体的に自分の健康を気遣うことが将来的に推奨され，そのプライマリーケアでの実践が今後一層重要になります．この観点からは，性の健康も若い世代に重点を置いたセルフケアの一環として進めていくことで，その担い手も従来の性感染症の専門家を超えて裾野が広がっていくことでしょう．職種も医師に限らず，セルフケアに携わる多くの職種が携わることで，性の健康の推進が期待されます．

　現在，性感染症，特に予防の領域は，目覚ましく進展しており，世界で大きな変化が起きています．性の健康，性感染症におけるエビデンスのアップデートとその対策への適用は国内でも重要ですが，例えば，HIV の予防においては，東京だけではなく，北は北海道から南は沖縄まで，地域での個別の取り組みが自発的に出現しており，性の健康の新たな担い手，モデルケースとして期待されます．各地域の創意工夫に富んだ，当事者，関係者を含めたパートナーシップによる取り組みの方法とその疫学的成果を互いに見比べ，試行錯誤しながら相互に参考にすることによって，性の健康を推進するモデル・システムが作られていくのではないかと思います．

　最後に，本書では，従来の性感染症の教科書の対象となる有症状で診断された患者へのマネージメントよりも，無症状感染者および未感染の高リスク者へのマネージメントを重点的に取り上げました．性感染症の対策には，有症状者だけを見ていても氷山のごく一角であり，氷山の海面下の部分に焦点を当てる

ために，読者の対象も，従来と異なり，医師であれば性感染症になじみのない方を，医師以外でも公衆衛生やプライマリー医療に携わる方を想定しています．本書を読んで，性の健康の考えに興味を持ち，取り組んでみようと思う方が多職種・多領域にわたり少しでも増えれば幸いです．

索　引

119

著者略歴

みず しま だい すけ
水 島 大 輔

医師
国立国際医療研究センター エイズ治療・研究開発センター 治療開発室長
熊本大学 客員教授

大阪大学医学部医学科卒
熊本大学医学教育部博士課程卒

せい かん せんしょう　　　　　　　　　かんが
性感染症のみかた，考えかた
　けんこう　　まも
性の健康を守るアプローチ　　　　　　　　　　ⓒ

発　行　2024 年 7 月 1 日　　1 版 1 刷

みず　しま　だい　すけ
著　者　水　島　大　輔

発行者　株式会社　中外医学社
　　　　代表取締役　青　木　　滋

　　　　〒162-0805　東京都新宿区矢来町 62
　　　　電　話　　（03）3268-2701（代）
　　　　振替口座　　00190-1-98814 番

印刷・製本/三和印刷（株）　　　　　　　＜SK・HO＞
ISBN978-4-498-02152-5　　　　　　　　Printed in Japan

JCOPY　＜（社）出版者著作権管理機構 委託出版物＞
本書の無断複製は著作権法上での例外を除き禁じられています．
複製される場合は，そのつど事前に，（社）出版者著作権管理機構
（ 電 話 03-5244-5088，FAX 03-5244-5089，e-mail: info
@jcopy. or. jp）の許諾を得てください．